Kreißsaal-Einsatz!

**Kreißsaal-Einsatz!**

Sven Kehl, Daniel Schmitz-Buchholz

Programmbereich Medizin

Sven Kehl
Daniel Schmitz-Buchholz

# Kreißsaal-Einsatz!

Ein Spielebuch für (angehende) Geburtshelfer

2., aktualisierte Auflage

hogrefe

**Prof. Dr. Sven Kehl**
Grabenstr. 51
96114 Hirschaid
sven.kehl@gmail.com

**Dr. Daniel Schmitz-Buchholz**
Scheffelstrasse 59
79102 Freiburg
dr.d.schmitz@web.de



**Bibliografische Information der Deutschen Nationalbibliothek**
Die Deutsche Nationalbibliothek verzeichnet diese Publikation in der Deutschen Nationalbibliografie; detaillierte bibliografische Daten sind im Internet über http://www.dnb.de abrufbar.



Anregungen und Zuschriften bitte an:
Hogrefe AG
Lektorat Medizin
Länggass-Strasse 76
3012 Bern
Schweiz
Tel. +41 31 300 45 00
info@hogrefe.ch
www.hogrefe.ch

Lektorat: Susanne Ristea
Bearbeitung: Martin Kortenhaus, Illertissen
Herstellung: René Tschirren
Umschlagabbildung: istockphoto.com/miriam-doerr
Umschlag: Claude Borer, Riehen
Satz: punktgenau GmbH, Bühl
Druck und buchbinderische Verarbeitung: Finidr s. r. o., Český Těšín
Printed in Czech Republic

2., aktualisierte Auflage 2019


(E-Book-ISBN_PDF 978-3-456-95974-0)
(E-Book-ISBN_EPUB 978-3-456-75974-6)
ISBN 978-3-456-85974-3
http://doi.org/10.1024/85974-000

# Inhalt

*Für Silvia, Emma und Leni*

# Vorwort

Auf dem Friedhof wird ein Herzspezialist beerdigt. Der Sarg steht vor einem riesigen, überdimensionalen Herz. Der Pfarrer hält seine Rede. Als er fertig ist, und alle Abschied genommen haben, klappt das Herz auf, der Sarg rollt hinein, und das Herz klappt zu. In diesem Augenblick fängt ein Trauergast an laut zu lachen. Sein Nachbar fragt ihn:

„Um Himmels Willen! Warum lachen Sie denn?“ „Verzeihung, aber ich musste an meine Beerdigung denken.“ „Und was gibt es da zu lachen?“ – „Ich bin Gynäkologe!“

Ja, so sind wir Gynäkologen – immer was zu lachen. Doch das ist nicht immer so. Die Ausbildung ist meist eher trocken und theorielastig. Vorlesungen, Seminare und zahlreiche Stunden über Büchern: Das Medizinstudium ist meist nicht sehr praxisnah! Dies trifft insbesondere auf die Geburtshilfe zu. Sicher, die Gründe sind nachzuvollziehen. Wer hätte schon gern eine Heerschar Studierender bei der Geburt des eigenen Nachwuchses? Dieses Problem ist schwer zu beheben. Es gibt viele Lehrbücher, doch im klinischen Alltag steht man oft vor dem Dilemma: Wie das Gelernte in die Praxis umsetzen?

Mein anästhesiologischer Kollege Dr. Daniel Schmitz-Buchholz und ich waren Referenten bei einer Fortbildungsveranstaltung für Notärzte. Hier bin ich auf sein Buch „Notarzt-Einsatz!“ gestoßen und wusste sofort: Das brauchen wir für die Geburtshilfe! Die Verknüpfung theoretischen Wissens mit klinischen Situationen stellt eine besondere Herausforderung dar; oft trennt sich hier die Spreu vom Weizen. Das Spielebuch ist hervorragend geeignet zu üben, das Gelernte in Alltagssituationen zu übertragen. Im Vergleich zu anderen Büchern muss der Leser am Geschehen aktiv teilnehmen und kann durch seine Handlungen die Geschichte lenken – sei es positiv oder negativ.

Dieses Buch soll die bekannten Lehrbücher ergänzen und dient dem spielerischen Training des klinischen Alltags. Es wurde für Medizinstudenten, Ärzte in der Weiterbildung, (angehende) Fachärzte für Frauenheilkunde und Geburtshilfe und für alle sonst geburtshilflich Interessierten geschrieben.

Sie beginnen als junger Assistent Ihren ersten Dienst in der neuen Klinik. Der ganz normale Wahnsinn nimmt seinen Lauf – das Überleben beginnt. Sie müssen kritische Situationen erkennen und diese dann meistern können. Nicht vergessen: Es steht das Leben zweier auf dem Spiel! Die Situationen, mit denen Sie in Ihrem Dienst konfrontiert werden, entsprechen denen eines durchschnittlichen 24-Stunden-Dienstes in einem Perinatalzentrum.

Sie entscheiden über Leben und Tod, über gesund und krank! Überlegen Sie also gut!

Nehmen Sie die Herausforderung an? Viel Erfolg!

Oktober 2019, Sven Kehl

# Einführung

„Was sollen wir tun? Die Herztöne schmieren ab! Jetzt sag doch was?“ Sie schrecken auf und – ein Glück: nur ein Traum! Das kann doch nicht wahr sein – schon zum dritten Mal sind Sie diese Nacht aufgewacht. Warum wohl? In ein paar Stunden beginnt Ihr erster Dienst in der neuen Klinik. Ob Sie aufgeregt sind? Das wäre glatt untertrieben! Es gibt so viel, was schiefgehen kann. So viele Pathologien, die schneller Entscheidungen bedürfen. Sie legen sich wieder in das nassgeschwitzte Kopfkissen und fallen in einen unruhigen Schlaf.

Ihr Dienst wird Sie mit verschiedensten Situationen konfrontieren. Das Prinzip ist ganz einfach: Sie beginnen im Abenteuerteil des Buches bei Situation 0 mit dem Lesen. Sie müssen entscheiden, wie es weitergehen soll. Jede Entscheidung führt Sie zu einem neuen Textabschnitt – einfach der Nummer am Ende des Absatzes folgen. So werden Sie gezwungen, Entscheidungen zu treffen und die Konsequenzen zu tragen. Ob Ihre Entscheidung richtig oder falsch ist, erfahren Sie oft sofort bei der nächsten Nummer, manchmal folgt die Erklärung aber auch erst später. Mit falschen Entscheidungen können Sie sich damit in ausweglose Situationen manövrieren; wenn Sie Glück haben, steht Ihnen jemand bei – vielleicht in der Person eines Oberarztes oder einer rettenden Fee. Doch auf die Fee sollten Sie sich nicht verlassen! Die Beurteilung beruht auf den gängigen Leitlinien von nationalen oder internationalen Fachgesellschaften oder entsprechenden Literaturquellen. Natürlich kann auch an einigen Stellen die subjektive Meinung des Autors mit einfließen. Wenn Sie Kompetenzpunkte verlieren, obwohl Sie Ihrer Meinung nach korrekt entschieden haben: Nicht traurig sein – der Kreißsaal ist kein Ponyhof!

Da verschiedene Einsätze nicht immer nur nacheinander kommen, sondern auch mal ineinandergreifen können, ist es sinnvoll, wenn Sie Ihren Dienst von vorne bis hinten durchspielen. Wenn Sie anschließend bestimmte Fragestellungen erneut durcharbeiten wollen, können Sie im Inhaltverzeichnis der angegebenen Nummer des gewünschten Startabsatzes folgen.

In dieser zweiten Auflage wurden neue Leitlinien-Empfehlungen – und davon gab es in den letzten Jahren einige – berücksichtigt.

Das Lernziel ist nicht nur das problemlose Durchspielen; Sie sollen verstehen, warum Sie was wann machen!

## Ihre Kompetenz

Treffen Sie eine falsche Entscheidung, verlieren Sie Kompetenzpunkte! Wie viele Sie davon zu Beginn Ihres Dienstes haben, hängt davon ab, wie Sie sich selbst einschätzen. Hier eine grobe Orientierung:

Pech gehabt: Sie sind zufällig im Krankenhaus-Aufzug steckengeblieben. Trotz allem, so ein Praktikum ist doch was Tolles – und der weiße Kittel steht Ihnen wunderbar! Zum Glück sind Sie nicht allein im Lift gefangen. Ob das wirklich Glück ist? Mit Ihnen eingesperrt ein werdender Vater – ein psychisches Wrack – und seine hechelnde Frau. Oh, nicht nur hechelnd, auch keuchend und pressend ... Spüren Sie schon den Angstschweiß auf der Stirn? Dann sind Sie ein

absoluter Laie → 60 Kompetenzpunkte

Wen haben wir denn noch?

Sie sind ein richtiger Ästhet! Sie lieben Ihr schönes weißes Hemd. Und diese herrlichen weißen Schuhe – Reinheit geht Ihnen über alles. Sie wollen auch im Kreißsaal überzeugen: Daher haben Sie Ihr weißes Lieblingshemd und die weißen Schlappen an. Ein bisschen naiv sind Sie aber schon: Glauben Sie wirklich, dass das so blütenrein bleibt? Oje, Sie sind ein

blutiger Anfänger → 45 Kompetenzpunkte

Man lernt nie aus! Sie haben schon einiges gelernt; und Sie haben noch einiges zu lernen. Doch das macht Ihnen nichts aus. Sie sind in der Geburtshilfe der

Newcomer → 35 Kompetenzpunkte

Schlechte Herztöne? Geburtsstillstand? Das lässt Sie kalt – alles schon erlebt. Die Kinder in der städtischen Krabbelgruppe gingen alle durch Ihre Finger. Sie sind ein

Geburtshilfe-Routinier → 20 Kompetenzpunkte

Sie sind erfahren, Sie sind routiniert. Ihnen macht man nichts vor. Wenn der Kreißsaal brennt, fragen die Hebammen Sie um Rat. Warum? Sie sind der

Hebammen-Flüsterer → 10 Kompetenzpunkte

Man nennt Sie „den Storch" – Meister Adebar hat den Dienst quittiert, weil es Sie gibt! Den

Profi-Geburtshelfer → 5 Kompetenzpunkte

Mal schauen, ob Sie sich am Ende Ihres 24-Stunden-Dienstes richtig eingeschätzt haben. Auch das ist eine wichtige Eigenschaft. Wenn Sie sich überschätzen, kann das gefährlich sein. Und im Grunde Ihres Herzens wollen Sie auch noch in Zukunft Dienste machen: So ein Kreißsaal-Verbot macht sich gar nicht gut im Lebenslauf!

## Verzeichnis verschiedener Situationen

Für den Fall, dass Sie Ihren Dienst nicht am Stück durchspielen oder wenn Sie eine Situation nochmals erleben möchten, können Sie sich grob an den aufgeführten Fallnummern orientieren.

# 1 Abenteuerteil

Vorbereitung ist das A und O: Zettel und Papier liegen bereit? Für Notizen können Sie auch das Protokoll im Anhang verwenden – oder Sie merken sich die ganzen Einzelheiten. Die Kompetenzpunkte sind notiert? Dann geht's los! Beginnen sie mit dem Lesen bei Absatz **320**.

| | |
|---|---|
| Situation 0 | **320** |
| Situation 1 | **243** |
| Situation 2 | **173, 272, 430** |
| Situation 3 | **252, 7** |
| Situation 4 | **200** |
| Situation 5 | **132** |
| Situation 6 | **520** |
| Situation 7 | **210, 376** |
| Situation 8 | **329, 439** |
| Situation 9 | **187** |
| Situation 10 | **392** |
| Situation 11 | **54** |
| Situation 12 | **231, 421** |
| Situation 13 | **431** |

**1** Atosiban ist ein kompetitiver Antagonist am Oxytocin-Rezeptor. Nach Bindung werden die Kontraktionsfrequenz und der Tonus der Uterusmuskulatur gesenkt, woraus eine Unterdrückung der Wehentätigkeit resultiert. Es wird jedoch nicht oral verabreicht! Sie verlieren 2 Kompetenzpunkte.

Gehen Sie zurück zu den Optionen von **406**.

**2** Ihre Verdachtsdiagnose einer Uterusruptur ist nicht sehr plausibel. Eine Uterusruptur ist ein Zerreißen des Uterus meist während der Geburt und kommt mit ca. 1:1500 Geburten gar nicht so selten vor. Meist sind Frauen betroffen, die eine Operation an der Gebärmutter hatten – einen Kaiserschnitt oder eine Myomentfernung. Symptome sind heftige Wehen, eine innere Unruhe der Patientin und starke Schmerzen im unteren Uterinsegment. Es kommt zu einem Geburtsstillstand und ggf. kann man sehen, wie der Bandl-Ring über Nabelhöhe steigt. Die fetalen Herztöne werden pathologisch und wenn die Geburt nicht per Kaiserschnitt beendet wird, stirbt das Kind.

Es ist somit vor allem ein Problem unter der Geburt – meist der Austreibungsperiode.

Sie bekommen 4 Kompetenzpunkte abgezogen. Wenn Sie noch einmal überlegen wollen, gehen Sie zurück zur **431**, sonst führen Sie bei **308** nun eine klinische Untersuchung durch.

**3** Die gesuchte Zahl ist bei diesen Zahlen nicht dabei!

Gehen Sie weiter zur **309** oder, wenn Sie es nochmals versuchen möchten, zurück zur **187**.

**4** „Hallo ihr zwei, wir würden jetzt auf die ‚Woche' gehen und Visite machen."

„Ich habe gerade eine Frau mit Geburtsbeginn reingelassen; sie ist am CTG. Ich funke dich an, wenn sie fertig ist", antwortet Barbara.

Sie nicken und machen sich – Suse im Schlepptau – auf zum Aufzug.

Weiter zur **243**.

**5** Das SOAP-Schema ist eine gute Möglichkeit für strukturiertes Arbeiten. Sie fragen die Patientin nach ihrem Befinden und erhalten so ihre subjektive Einschätzung. Zu den objektiven Kriterien gehören die klinische und apparative Diagnostik. In der Beurteilung sollte man dann die bisherigen Informationen bewerten (Assessment) und anschließend das weitere Vorgehen planen.

„Und auf was muss ich bei einer Wöchnerin achten?“ lautet schon die nächste Frage von Suse.

- „Wichtig ist eine tägliche Kontrolle des Muttermunds bzw. des Gebärmutterhalses (Palpation oder Spekulumuntersuchung).“ (**85**)
- „Unter anderem auf die Temperatur, den Fundusstand, den Hämoglobin-Wert und den Lochialfluss.“ (**164**)
- „Auf gar nichts.“ (**401**)

„Also, wir müssen jetzt untersuchen, ob eine Infektion vorliegt. Wären sie so freundlich, sich in der Umkleide unten frei zu machen?“ Nach kurzer Zeit kommt Frau Graf aus der Kabine und setzt sich auf den Untersuchungsstuhl; die Elektrik fährt in die richtige Position. Das äußere Genitale ist unauffällig. Die Untersuchungsspiegel werden eingesetzt und es zeigt sich folgender Befund: weißlich-bröckliger Fluor, die Scheidenwände sind gereizt und gerötet; der Muttermund ist geschlossen. **6**

Wie lautet Ihre Beurteilung?

- Normalbefund (**536**)
- bakterielle Vaginose (**412**)
- Aminkolpitis (**271**)
- Trichomonadenkolpitis (**34**)
- Soorkolpitis (**457**)

Es ist jetzt 06:42 Uhr und Sie sind in einem Zwiespalt: Lohnt es sich, sich noch einmal hinzulegen? Sie entscheiden sich dagegen. Sie holen einen Kaffee aus dem Automaten in der Küche und bereiten ein paar Entlassungsbriefe vor, die Sie am gestrigen Tag nicht fertigstellen konnten. Da Sie mit dem neuen Computersystem noch nicht so vertraut sind, vergeht die Zeit wie im Flug. **7**

Schon ist es kurz vor halb 8: Die Visite ruft! Die Morgentoilette wird durchgeführt und Sie machen sich auf den Weg nach oben – zur Station. Suse ist auch schon im Stationszimmer. „Guten Morgen!“, werfen Sie in den Raum.

„Hast du gut geschlafen?“, fragt Suse.

„Na ja, musste noch mal raus; war aber nichts Aufregendes, deshalb habe ich dich nicht gerufen. Dann lass uns mal durchgehen.“

Die „Wochenstation“ ist schnell visitiert; es hat sich seit gestern auch nicht viel geändert. Sie gehen auf die andere Station mit den Risikoschwangeren.

„Gut, dass du da bist!“ Das klingt schon mal nicht so gut. „Schau dir bitte mal die Laborwerte von Frau Mehdorn an: Die Leukozyten steigen!“

Sie werfen einen Blick auf den aktuellen Laborbefund und können es bestätigen. Bei Frau Mehdorn, der Patientin mit dem frühen vorzeitigen Blasensprung, hatten Sie eine antibiotische Therapie angeordnet und es wurde eine Lungenreifeinduktion begonnen.

Was machen Sie nun?

- eine schnellstmögliche Entbindung bei Verdacht auf ein Amnioninfektionssyndrom (**283**)
- Sie rufen im Labor an, da es sich offensichtlich um einen Laborfehler handelt. (**98**)
- nichts (**374**)

**8** Lesen Sie weiter bei **284**.

**9** Engmaschige Blutdruckmessungen und eine Laborkontrolle sind wichtige Untersuchungen. Urin-Stix-Kontrollen sind außerdem eine Möglichkeit, die Ausscheidung von Proteinen zu überblicken. Da hierbei jedoch keine quantitative Aussage möglich ist, sollte eine andere Untersuchung im Vordergrund stehen.

Sie verlieren 1 Kompetenzpunkt und gehen zurück zur **411**.

**10** Die Vakuumextraktion wird vorbereitet. Bevor diese durchgeführt wird, müssen neben der Höhenstanddiagnostik welche dieser 5 folgenden Punkte (notieren Sie sich die Ziffer am Ende) kontrolliert werden:

- Haltung und Einstellung (1)
- Blasensprung (2)
- Ausschluss eines Kopf-Becken-Missverhältnisses (3)
- leere Harnblase (4)
- adäquate Analgesie/Anästhesie (5)

Weiter bei **286**.

**11** Atosiban ist ein kompetitiver Antagonist am Oxytocin-Rezeptor. Nach Bindung werden die Kontraktionsfrequenz und der Tonus der Uterusmuskulatur gesenkt, woraus eine Unterdrückung der Wehentätigkeit resultiert. Es wird jedoch nicht oral verabreicht! Sie verlieren 2 Kompetenzpunkte.

Wenn Sie Atosiban i.v. einsetzen wollen, gehen Sie zur **406**, sonst zurück zu den Optionen von **73**.

Nein, das ist nicht die richtige Dosierung von Dexamethason. 12

Sie verlieren 2 Kompetenzpunkte und gehen zurück zur **298**.

Wenn medikamentöse Maßnahmen – und ggf. auch Ballonkatheter (z.B. Bakri-Ballon) oder Tamponaden (z.B. Celox-Tamponade) – erfolglos waren, sollte invasiv eingegriffen werden. 13

Uteruskompressionsnähte sollen die Plazentahaftfläche verkleinern und die Blutungsquelle tamponieren. Eine häufige Technik ist die klassische B-Lynch-Naht – die sog. Hosenträger-Naht.

Weitere uteruserhaltende chirurgische Maßnahmen sind die abdominelle Ligatur der A. uterina, die schrittweise uterine Devaskularisation und die Ligatur der A. iliaca interna.

Eine weitere invasive Möglichkeit ist die arterielle Katheterembolisation der Aa. uterinae.

In bestimmten Situationen sind uteruserhaltende Maßnahmen relativ kontraindiziert: bei einer Placenta increta/percreta mit Eröffnung des Implantationsbetts und therapieresistenter Blutung, bei einer nicht rekonstruierbaren Uterusverletzung und bei einem septischen Uterus.

Weiter zur **471**.

So einfach ist die Frage nicht zu beantworten, da dies auch von der Schwangerschaftswoche abhängt. 14

- Dummerweise haben Sie gerade die genaue SSW bei dieser Patientin vergessen. (**30**)
- Sie wissen die SSW und möchten zurück zu den Optionen von **229**.

Sie reißen den CTG-Streifen ab und fragen die Patientin, ob Sie etwas für sie tun können. Dies wird von ihr mit den Worten „Nein danke, ist gerade alles bestens!“ verneint. Die Worte „alles bestens“ sind in diesen Situationen stets von einer besonderen Melodie untermalt! 15

Sie verlassen mit Suse den Raum und gehen mit dem CTG-Streifen in die Zentrale, wo auch Barbara wartet. „Was muss ich bei der Beurteilung eines CTG eigentlich genau beachten?“, will Suse von Ihnen wissen.

„Also“, holen Sie aus, „wichtig bei der Beurteilung sind die

- Baseline der fetalen Herzfrequenz, der Notch sowie die Anwesenheit von Akzelerationen und Dezelerationen.“ (**224**)
- Floatingline der fetalen Herzfrequenz, die Oszillation/Bandbreite sowie die Anwesenheit von Akzelerationen und Dezelerationen.“ (**359**)

- Baseline der fetalen Herzfrequenz, die Oszillation/Bandbreite sowie die Anwesenheit von Akzelerationen und Dezelerationen." (**523**)
- Baseline der fetalen Herzfrequenz, die Oszillation/Bandbreite sowie die Anwesenheit von Wehen." (**48**)

**16** Phenytoin intravenös kann im Rahmen einer manifesten Eklampsie als Mittel der zweiten Wahl angewendet werden. Es ist jedoch nicht zur Prophylaxe geeignet.

Sie verlieren 3 Kompetenzpunkte. Zurück zur **504**.

**17** BI-RADS, das Breast Imaging Reporting and Data System, ist eine Klassifikation des American College of Radiology in der Befundung von Mammografien.

Sie ziehen sich 2 Kompetenzpunkte ab. Wenn Sie schon 2 Fehlversuche hinter sich haben, lesen Sie weiter bei **226**, sonst wählen Sie aus folgenden Optionen:

- Van-Nuys-Score (**491**)
- ACOG-Score (**282**)
- Misgav-Ladach-Score (**68**)
- Bishop-Score (**28**)
- Quintero-Score (**113**)

**18** Die chronische Hypertonie, die Gestationshypertonie und die Präeklampsie gehören zum Formenkreis der hypertensiven Erkrankungen und treten in 6–8 % aller Schwangerschaften auf. Früher wurde auch die Pfropfpräeklampsie dazu gezählt. Die Auswirkungen auf die Schwangerschaft sind erheblich, denn sie tragen zu 20–25 % zur perinatalen Mortalität bei und stehen an erster bis dritter Stelle der mütterlichen Todesursachen. Insbesondere die Präeklampsie ist für jeden dritten Fall schwerer geburtshilflicher Morbidität, für eine fünffach gesteigerte perinatale Mortalität und weltweit für mindestens 50 000 mütterliche Todesfälle pro Jahr verantwortlich.

Richtig ist, dass Sie weder die chronische Hypertonie noch die Gestationshypertonie gewählt haben:

- Die chronische Hypertonie ist entsprechend der neuen Leitlinie definiert als eine präkonzeptionell oder im ersten Trimenon diagnostizierte Hypertonie.
- Die Gestationshypertonie ist eine nach dem ersten Trimenon auftretende Hypertonie (Blutdruckwerte ≥ 140/90 mmHg) bei einer zuvor

normotensiven Schwangeren. Zusätzliche Kriterien, die eine Präeklampsie definieren, sind dabei nicht erfüllt.

Von einer Präeklampsie spricht man, wenn zusätzlich zur Blutdrucksteigerung ≥ 140/90 mmHg noch Kriterien für eine Organmanifestation wie eine signifikante Proteinurie oder eine Beteiligung von Leber, hämatologischem System oder zentralem Nervensystem hinzukommen. Da bei Frau von Braun der Urinstix hinsichtlich einer Proteinurie auffällig war, liegt eine Präeklampsie am nächsten.

Eine Pfropfpräeklampsie gibt es in der überarbeiteten Leitlinie nicht mehr. Man sprach davon, wenn zur chronischen Hypertonie noch eine Gestationsproteinurie hinzukam, heute wird ein solcher Fall auch als Präeklampsie bezeichnet.

Sie verlieren 4 Kompetenzpunkte und gehen weiter zur **103**.

**19**

Welche Symptome führten zu Ihrem Entschluss, einen Röntgen-Thorax durchzuführen? Hat die Frau über Atemnot berichtet? Ergab die klinische Untersuchung etwas Auffälliges in diese Richtung? Bevor Sie diagnostische Verfahren anordnen, sollten Sie eine verdächtige Anamnese oder klinische Untersuchung vorliegen haben. Alles andere wirkt wie ein Schrotschuss-Vorgehen.

Ziehen Sie sich 2 Kompetenzpunkte ab und gehen Sie (zurück) zu den Optionen von **102**.

**20**

„Generell" ist selten was zu empfehlen! Es sollten mehrere Faktoren in die Beratung einfließen. Ein Kaiserschnitt ist bei monochorial-monoamnialer Geminigravidität aufgrund des hohen Risikos einer Nabelschnurproblematik – Verknotung der Nabelschnüre – indiziert. Bei monochorial-diamnialer und dichorialer Geminigravidität sollte bei Quer- oder Beckenendlage des führenden Feten eine Sectio caesarea favorisiert werden. Auch bei einer Wachstumsdiskrepanz der Feten mit einem um 20 % oder 500 g leichteren führenden Feten sollte eher ein primärer Kaiserschnitt erwogen werden. Wenn keine der genannten Kontraindikationen vorliegen, kann eine vaginale Entbindung in Betracht gezogen werden.

Sie verlieren 2 Kompetenzpunkte. Gehen Sie zur **520**.

**21**

„Hallo, hier ist die Anja von Station. Könntest du vielleicht die Studentin noch mal zum Nadellegen hochschicken; Frau Schmitt in der 7 bräuchte eine neue."

„Wie hilfreich es ist, eine geschickte Helferin zu haben", denken Sie. „Geht klar, werde ich ihr sagen. Übrigens, wir hatten gerade eine VE. Die kommt demnächst auf Station."

„DRÖÖÖT" – die Türklingel.

„Nein, bitte nicht: kein Zugang!"

Hebamme Miri geht an die Gegensprechanlage der Türklingel. „Ja bitte?"

„Essen!" Hallelujah! Es geschehen noch Zeichen und Wunder. Miri lässt den Heilsbringer rein; auf seinem Weg durch die Flure zieht das Essen einen herrlichen Duft hinter sich her.

„Also Suse, ich werde jetzt noch alles dokumentieren. Könntest du bitte kurz auf die Station gehen und einen Zugang legen? Danach kommst du wieder runter und wir treffen uns in der Küche zum Essen."

„Geht in Ordnung, bis gleich", antwortet Ihre Unterstützung.

Weiter bei **392**.

**22** Es gibt außerdem noch das nebenwirkungsarme Atosiban – intravenös angewendet – zur Wehenhemmung.

Atosiban (Tractocile) ist in Deutschland zur Tokolyse zugelassen. Es ist ein kompetitiver, nicht selektiver Antagonist für Oxytocin und den Arginin-Vasopressin-Rezeptor, der Oxytocin-induzierte Kontraktionen unterdrückt.

In Placebo-Studien konnte die Wirksamkeit in der Verlängerung der Schwangerschaft um 24 und 48 Stunden und um 7 Tage nachgewiesen werden; im Vergleich mit Betasympathomimetika konnte eine Äquieffektivität bestätigt werden. Es zeigt jedoch ein deutlich besseres Nebenwirkungsprofil: Palpitationen (2 %), Tachykardie (6 %), Hypotonie (3 %), Übelkeit (12 %), Erbrechen (7 %) und Kopfschmerzen (10 %) können erwartet werden; schwere Nebenwirkungen sind bislang nicht berichtet worden.

Ein großzügiger Einsatz dieses Medikaments wird lediglich durch seine hohen Kosten verhindert.

Hebamme Katrin bereitet die von Ihnen gewünschte Tokolyse vor.

Da meldet sich Suse zu Wort. „Da fällt mir noch was ein ... wie heißt eigentlich der Score?"

Weiter zur **519**.

**23** Zum Glück hatte der Professor in der Gynäkologie-Vorlesung immer darauf rumgeritten: Die Schätzung des Gestationsalters durch Biometrie in der Frühschwangerschaft zwischen 8 und 13 SSW ist im Vergleich zu allen anderen Methoden die verlässlichste. Dies wird auch in diversen Leitlinien der DGGG thematisiert.

Sie nehmen den Mutterpass: So, wo ist die Scheitel-Steiß-Länge eingetragen? Sie haben den Eintrag gefunden und kontrollieren ihn mit der Schwangerschaftsscheibe (Abbildung 1). Hm, der Termin unterscheidet sich von dem im Mutterpass um 9 Tage. Nach Scheitel-Steiß-Länge wären es nun 32+6 SSW – und nicht 34+1 SSW.

Was machen Sie nun?

- Sie belassen es beim ursprünglichen Termin, informieren aber die Kinderärzte, dass das Kind auch etwas jünger sein könnte. (**336**)
- Sie ändern das Schwangerschaftsalter auf 32+6 SSW. (**287**)
- Sie kontrollieren den Termin noch einmal, da Sie sich wahrscheinlich verrechnet haben. (**538**)

Eine Insertio velamentosa ist eine Ansatzanomalie der Nabelschnur; die **24**
Gefäße verlaufen frei über die Eihäute und setzen nicht unmittelbar am Mutterkuchen an. Wenn es zu einem Blasensprung kommt, können die Gefäße einreißen und eine vaginale Blutung auslösen. Die ist eine absolute Notsituation, weil das Kind droht zu verbluten. Die fetalen Herztöne werden pathologisch und das Kind muss sofort entbunden werden! Wenn nicht – stirbt es!

Im aktuellen Fall bei Frau Gülzem ist eine Insertio velamentosa nicht plausibel: Das Kind ist wohlauf und die Blutung hat erst nach Geburt des Mutterkuchens begonnen.

Sie verlieren 2 Kompetenzpunkte und gehen zurück zu den Optionen von **182**.

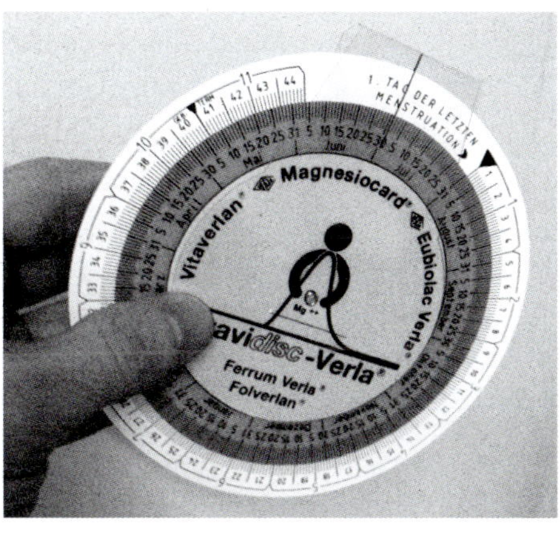


**Abbildung 1:** Schwangerschaftsscheibe (Gravidarium). (**23**)

**25** Eine Frühgeburt mit 40+3 SSW? Da scheint wohl jemand die aktuelle Schwangerschaftswoche vergessen zu haben.

Sie verlieren 5 Kompetenzpunkte. Weiter geht's zur **74**.

**26** Das ist mal ein richtig guter Tipp! Sie gelangen durch diesen Link auf die Informationsseite des Pharmakovigilanz- und Beratungszentrums für Embryonaltoxikologie. Es ist ein öffentlich gefördertes, unabhängiges Institut. Seit über 20 Jahren werden Informationen zur Verträglichkeit der wichtigsten Medikamente und zur Behandlung häufig vorkommender Krankheiten bei Müttern und werdenden Müttern in Schwangerschaft und Stillzeit zur Verfügung gestellt. Die Angaben auf der seit 2008 bestehenden Internetseite beruhen auf aktuellen wissenschaftlichen Daten und stimmen nicht immer mit den Informationen überein, die Sie in den Produktinformationen, auf dem Beipackzettel und in der Roten Liste finden. Da auch in der Schwangerschaft und in der Stillzeit Arzneitherapien durchgeführt werden müssen und unbehandelte Erkrankungen sowohl die Mutter als auch das Kind gefährden können, ist diese Homepage eine wertvolle Hilfe!

Es besteht zudem die Möglichkeit, telefonisch Kontakt aufzunehmen. Die aktuellen wissenschaftlichen Daten erleichtern Entscheidungen und vermeiden Therapieabbrüche, Fehlbildungen durch Medikamente, unnötige vorgeburtliche Diagnostik, Abbrüche gewünschter und intakter Schwangerschaften und unnötiges Abstillen.

Das Internetprojekt ist übrigens unabhängig vom Einfluss von Arzneimittelfirmen oder anderen Interessengruppen.

Ihr HNO-Kollege bedankt sich zum Abschluss.

Weiter zur **356**.

**27** Sie wollen sich auf den Weg machen, als die Hebamme Katrin in die Zentrale kommt. „Ach, du bist schon im Kreißsaal. Das ist ja klasse. Also, ich habe Frau Meier übernommen. Das CTG ist schon einmal auffällig gewesen. Und jetzt sieht es echt nicht so toll aus. Warte mal, ich hole es dir raus.“ Mit diesen Worten verschwindet sie im Kreißsaal 3.

Suse, die so langsam auch etwas weniger agil geworden ist, ergreift sofort die Möglichkeit, Sie zu fragen: „Was heißt denn Austreibungsperiode?“

Weiter zur **225**.

**28** Der Bishop-Score wurde von E.H. Bishop 1964 entwickelt. Er untersuchte den Effekt einer Geburtseinleitung mit Oxytocin bei verschiedenen

Muttermundbefunden. Ein Bishop-Score > 9 wies einen reifen Befund nach. Dieser Score wurde im Lauf der Jahre mehrfach modifiziert und ist heute noch der entscheidende Prädiktor eines Geburtseinleitungserfolgs.

Welche Faktoren fließen in die Beurteilung ein?

- Portiolage, Portiolänge, Portiokonsistenz, Muttermundöffnung, Fruchtblasenstatus (**141**)
- Portiolage, Portiolänge, Muttermundöffnung, Fruchtblasenstatus, Höhenstand (**446**)
- Portiolage, Portiolänge, Portiokonsistenz, Muttermundöffnung, Höhenstand (**372**)
- Portiolage, Portiokonsistenz, Muttermundöffnung, Fruchtblasenstatus (**367**)
- Portiolage, Portiolänge, Portiokonsistenz, Muttermundöffnung (**163**)

Das sind Normalwerte außerhalb der Schwangerschaft. **29**

Sie verlieren 5 Kompetenzpunkte und gehen zurück zur **475**.

Dann gehen Sie zuerst zurück zur **329** – um nach der SSW zu schauen – **30**
und anschließend zu den Optionen von **229**. Ach ja: Streichen Sie sich einen Kompetenzpunkt.

Was müssen Sie noch überprüfen? **31**

- nichts (**535**)
- Blutgasanalyse (**510**)
- Magnesiumspiegel im Blut (**473**)
- andere Option (**121**)

Magnesium oral ist in der Schwangerschaft wunderbar geeignet – wenn **32**
die Schwangere über Obstipation klagt. Des Weiteren ist es hilfreich, Beinkrämpfe zu minimieren. Es wird aber nicht verwendet zur Wehenhemmung und Prophylaxe einer Eklampsie!

Sie verlieren 5 Kompetenzpunkte. Zurück zur **504**.

„Einen was bitte? Bei dem Höhenstand? Ich glaube es ist besser, wenn du **33**
deinen Oberarzt anrufst! Der muss sowieso die Indikation stellen!“

Damit hat sie recht: Die Indikation zu einer operativen Intervention muss ein Facharzt stellen. Und die Idee mit dem Kaiserschnitt war auch nicht so glorreich.

Das kostet Sie 20 Kompetenzpunkte. Weiter zur **178**.

**34** Nein, der typische Befund bei einer Trichomonadeninfektion sieht anders aus. Sie bekommen 4 Kompetenzpunkte abgezogen.

Gehen Sie zurück zur **6** und überlegen noch einmal neu.

**35** Ihnen fällt aber ein, dass es verschiedene Einteilungen nach dem Zeitpunkt eines Blasensprungs gibt. Sie bitten Suse, in ihrem schlauen Büchlein nachzuschauen.

„Hm“, holt sie aus, „ein ‚frühzeitiger Blasensprung’ ist ein Blasensprung in der Eröffnungsperiode.“

Dann stimmt es also nicht. Sie ziehen sich 1 Kompetenzpunkt ab und gehen zurück zur **47**.

**36** Eine Therapie einzuleiten, ohne vorher eine Anamnese oder Diagnostik gemacht zu haben, ist kein empfehlenswertes Vorgehen. Sie sehen das natürlich auch sofort ein und ziehen sich 10 Kompetenzpunkte ab.

Gehen Sie zurück zur **122**.

**37** Oxytocin ist ein Proteohormon, das im Nucleus paraventricularis und auch im Nucleus supraopticus gebildet wird und eine Kontraktion der Gebärmuttermuskulatur bewirkt. Es kann zur Geburtseinleitung, zur Wehenunterstützung und auch postpartal zur Therapie bei Blutungen gegeben werden. Entsprechend der Leitlinie dürfen insgesamt maximal 6 IE Oxytocin unverdünnt langsam intravenös appliziert werden: 3 IE als Bolus, eventuell weitere 3 IE fraktioniert mit 10–40 IE in 500–1000 ml Ringerlaktatlösung als Dauertropfinfusion. Aufgrund der potenziellen Nebenwirkungen bei Bolusgabe (u. a. Reflextachykardie, Blutdruckabfall, Übelkeit, Erbrechen, Kopf- und Brustschmerzen) wird seit geraumer Zeit eher eine langsam intravenöse Applikation oder sogar eine Kurzinfusion empfohlen. Die Wirkung tritt bei intravenöser Gabe innerhalb von einer Minute ein.

„Mach zusätzlich noch 10 IE in eine Infusion“, ergänzen Sie Ihre Anweisung. Das Oxytocin ist gegeben. Parallel reiben Sie die Gebärmutter und tatsächlich: Der Tonus bessert sich deutlich!

Der Blutdruck liegt bei 100/60 mmHg und die Herzfrequenz bei 70 Schlägen pro Minute. Frau Gülzem macht klinisch einen guten Eindruck. „Wir geben Ihnen noch eine Infusion mit einem Medikament, das ihre Gebärmutter ein bisschen fester macht. Dann hören die Blutungen auf“, erklären Sie.

„Sie sind die Ärzte: Sie wissen, was Sie machen!“, antwortet Frau Gülzem. Wie bestellt kommt Miri mit der Infusion herein.

„Es sieht schon alles besser aus; lass die Infusion langsam durchlaufen.“

„Geht klar.“

Sie verlassen das Zimmer.

„Das war ja ziemlich eindrucksvoll!“ Suse ist sichtbar begeistert: „Geht das immer so schnell?“

„Leider nicht“, antworten Sie. „Postpartale Blutungen sind wirklich ein Problem; oft dauert es ewig, bis die Medikamente greifen – und wenn nicht, kommt man ganz schön ins Schwitzen.“

„Was macht man dann? Ich meine, wenn die medikamentösen Maßnahmen nicht greifen. Welche Möglichkeiten habe ich dann noch?“

„Also in der nächsten Phase kann man

- die Gebärmutter entfernen.“ (**540**)
- Kompressionsnähte durchführen.“ (**13**)
- eine Endometriumablation durchführen.“ (**445**)
- eine Cerclage durchführen.“ (**484**)

Sie greifen nach dem CTG, das sich in der Akte befindet (Abbildung 2). **38**
„Ist alles gut?“, fragt die Patientin, während Sie prüfend das CTG betrachten.

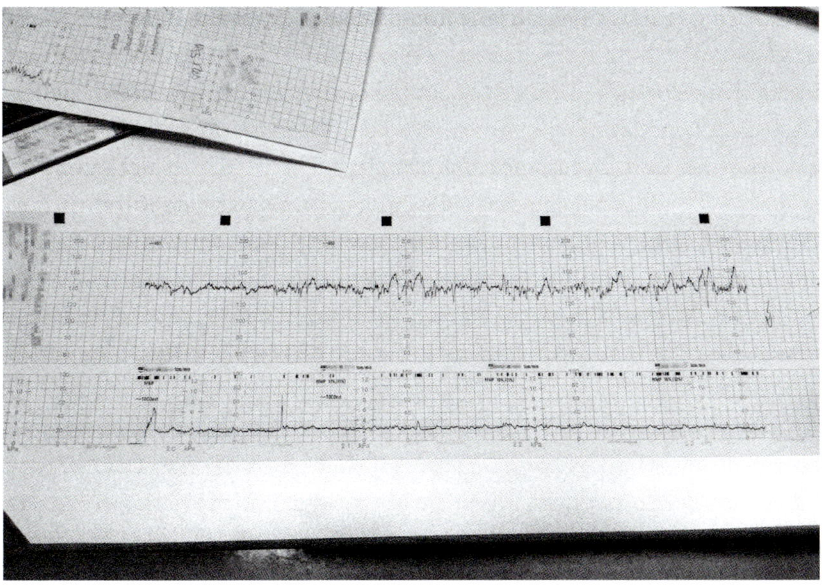

**Abbildung 2:** Aufnahme-CTG. (**38**)

Sie befunden das CTG (nach den FIGO-Kriterien) als

- normal. (**295**)
- suspekt. (**258**)
- pathologisch. (**139**)

**39** Klares Statement: Für eine orale Tokolyse mit Betasympathikomimetika fehlt der Effektivitätsnachweis; sie sollte deshalb nicht durchgeführt werden! Sie verlieren 3 Kompetenzpunkte.

Wenn Sie Partusisten i.v. geben wollen, gehen Sie weiter zur **429**, sonst zurück zu den Optionen von **73**.

**40** „Ein weiteres Symptom auf das sie achten sollten", führen Sie ihre Aufklärung fort, „sind

- Augenflimmern, Doppelbilder und Kopfschmerzen." (**517**)
- verstärkte Wassereinlagerungen." (**507**)

**41** Nein, die sog. „Bandl-Furche" hat nichts mit einer Geminigravidität zu tun. Sie wurde erstmalig durch den österreichischen Gynäkologen Ludwig Bandl (1842–1892) beschrieben und ist ein muskulärer Ring zwischen sich kontrahierenden und ruhenden Uterusabschnitten, der bei Schwangeren während der Wehen auftreten kann. Bei geburtsmechanischen Problemen während der Wehen kann die „Bandl-Furche" – oder auch der Bandl-Ring – durch die frustrane Kontraktion des oberen Uterussegments auftreten und durch die Bauchdecke zu sehen sein. Ein Ansteigen der Bandl-Furche und eine große Druckschmerzhaftigkeit des unteren Uterinsegments weisen auf eine drohende Uterusruptur hin.

Ziehen Sie sich 2 Kompetenzpunkte ab und gehen Sie zurück zur **339**.

**42** „Ibuprofen sowie Diclofenac sind gut erprobte nichtsteroidale Antiphlogistika und dürfen im 1. und 2. Trimenon zur Therapie verwendet werden. Ab der 30. SSW sind diese Mittel jedoch zu meiden, da sie zu einem Verschluss des Ductus arteriosus Botalli führen können."

„Vielen Dank."

„Und nur zur Info: In der Stillzeit gehört Ibuprofen dann mit Paracemol zu den Analgetika der Wahl. Falls sich mal eine stillende Frau in ihre Ambulanz verirren sollte", fügen Sie hinzu.

„Ist sehr freundlich, aber ich denke, ich würde Sie im Zweifel wieder anrufen."

Sie haben zwar nichts dagegen, wenn Sie wegen eines Medikaments um Rat gefragt werden, aber Sie sind auch ein großer Anhänger der „Hilfe zur Selbsthilfe“. Daher sagen Sie noch:

„Sie dürfen gerne anrufen. Es gibt aber auch online die Möglichkeit nachzuschauen, ob ein Medikament in der Schwangerschaft gegeben werden soll oder nicht. Geben Sie einfach folgende Adresse ein:

- www.bild.dc.“ (**303**)
- www.gala.de.“ (**216**)
- www.arzneimittel-in-ss.de.“ (**140**)
- www.embryotox.de.“ (**26**)
- www.baby-medis.de.“ (**110**)
- www.rote-liste.de.“ (**207**)

Das ist ein normaler Befund. In der Schwangerschaft ist eine sog. „Gesta- **43**
tionsthrombozytopenie“ (in ca. 8 % der Fälle) nicht ungewöhnlich – und nicht therapiepflichtig!

Die Gestationsthrombozytopenie ist die häufigste Ursache einer Thrombozytopenie während der Schwangerschaft. Differenzialdiagnostisch muss jedoch immer auch an andere Ursachen wie beispielsweise ein HELLP-Syndrom gedacht werden. Die Grenze für eine signifikante Thrombozytenzahl liegt bei der laborchemischen Diagnose HELLP-Syndrom bei < 100 000.

Eine Erhöhung der Leberwerte kann auch bei anderen Erkrankungen auftreten. Hier müssen vorbestehende virale, toxisch-medikamentöse und autoimmune Hepatitiden ausgeschlossen werden. Schwangerschaftsbedingt können weiter eine akute Schwangerschaftsfettleber und eine Cholestase vorliegen.

Wie ist der Haptoglobin-Wert, der Marker einer Hämolyse, bei einem HELLP-Syndrom verändert?

- Er ist erniedrigt. (**304**)
- Er ist normal. (**58**)
- Er ist erhöht. (**270**)

„Nein, nicht wirklich. Mir ist eigentlich nur etwas übel gewesen. Es kann **44**
auch sein, dass ich mir den Magen verdorben habe. Ich hatte so einen furchtbaren Heißhunger auf Pizza mit Sardellen.“

Nach diesen Worten fällt Ihnen auch etwas Wichtiges auf: Ein furchtbar großes Loch in Ihrer Magengegend macht sich zunehmend bemerkbar! So eine Pizza mit Sardellen ..., nein, vielleicht doch ohne Sardellen – das wäre jetzt genau die richtige Medizin!

„Meine Schwester hatte vor einem halben Jahr ein HELLP-Syndrom, deshalb war ich etwas unsicher und habe wahrscheinlich auch den netten Arzt beim ärztlichen Notdienst ganz verrückt gemacht“, durchbricht sie Ihre Gedanken.

„Könnten Sie mir vielleicht Blut abnehmen, damit ich schwarz auf weiß sehen kann, dass alles in Ordnung ist?“

„Kein Problem, können wir machen – auch wenn ich nicht davon ausgehe, dass wir etwas Auffälliges finden werden.“

Zu Suse sagen Sie: „Dann nehmen wir mal

- LDH, Bilirubin, GOT, GPT und Thrombozyten ab.“ (**447**)
- Hämoglobin, GOT, GPT und Thrombozyten ab.“ (**128**)
- LDH, GOT, GPT und Thrombozyten ab.“ (**467**)
- Haptoglobin, GOT, GPT und Thrombozyten ab.“ (**78**)

**45** Indometacin, ein unspezifischer Hemmer der Zyklooxygenase, weist bei hoher tokolytischer Effizienz eine geringe Rate maternaler Nebenwirkungen auf. Im Hinblick auf das potenzielle Risiko eines vorzeitigen Ductus-arteriosus-botalli-Verschlusses kommt Indometacin nur bis 32+0 SSW infrage. Gemäß der AWMF-Leitlinie „Prävention und Therapie der Frühgeburt“ ist eine Kontrolle der Fruchtwassermenge vor Therapiebeginn und nach 48–72 Stunden zu empfehlen. Die Applikation ist oral oder rektal möglich.

Gehen Sie zurück zu den Optionen von **429**.

**46** Dies beschreibt die Plazentarperiode, die der Austreibungsperiode folgt.

Die erste Phase der Geburt von Geburtsbeginn bis zur vollständigen Eröffnung des Muttermunds bezeichnet man als Eröffnungsperiode. Die sich daran anschließende Phase bis zur Geburt des Kindes ist die eigentlich gesuchte Austreibungsperiode.

Sie verlieren 2 Kompetenzpunkte. Gehen Sie zur **526**.

**47** „Und wie lautet nun die Diagnose?“, will Suse von Ihnen wissen.

Ganz klar, es ist ein ...

- frühzeitiger Blasensprung. (**35**)
- früher vorzeitiger Blasensprung. (**487**)
- vorzeitiger Blasensprung. (**191**)

- rechtzeitiger Blasensprung. (**109**)
- verspäteter Blasensprung. (**72**)

Das CTG sollte stets auch mit Blick auf die Wehentätigkeit beurteilt werden. Zur Beurteilung des CTG anhand des FIGO-Scores wird die Einschätzung von Akzelerationen und Dezelerationen benötigt. **48**

Sie verlieren 1 Kompetenzpunkt und gehen zurück zu den Optionen von **15**.

Das Antiphospholipidsyndrom (oder auch Hughes-Stovin-Syndrom, Kardiolipin-Antikörper-Syndrom, Antiphospholipidantikörper-Syndrom, APA-Syndrom, Lupus Antikoagulans) ist eine der häufigsten Autoimmunerkrankungen. Typische Symptome, die darauf hinweisen können, sind Thrombosen, wiederkehrende Fehlgeburten und intrauteriner Fruchttod. Es ist ein Risikofaktor für eine hypertensive Schwangerschaftserkrankung – jedoch nicht die gesuchte Komplikation. **49**

Sie verlieren 5 Kompetenzpunkte und gehen zurück zur **114**.

Die Kontrolle des Mutterkuchens auf Vollständigkeit ist eine wichtige Maßnahme zur differenzialdiagnostischen Abklärung einer postpartalen Blutung! Im aktuellen Fall gibt es keinen Hinweis für Plazentareste, der Mutterkuchen und die Eihäute erscheinen vollständig. **50**

Gehen Sie zurück zu den Optionen von **392**; wenn Sie bereits 5 wichtige Punkte durchgeführt haben geht's weiter zur **182**.

„Hallo Frau Graf", sagen Sie und reichen ihr die Hand. „Kommen Sie bitte mit." **51**

Frau Graf ist eine afroamerikanische Frau, die schon etwas vorgealtert erscheint. Sie berichtet, dass sie seit dem gestrigen Tag einen Druck nach unten verspürt; in den letzten Stunden habe sie auch Bauchkrämpfe. Vaginale Blutungen und Flüssigkeitsabgang werden von ihr verneint. Sie nehmen den Mutterpass und schauen nach, ob Risikofaktoren für eine drohende Frühgeburt vorliegen.

Was können das für Risikofaktoren sein?

- maternales Alter von < 18 (**299**)
- maternales Alter von > 40 (**152**)
- Placenta praevia (**124**)
- Zustand nach Konisation (**338**)

- kaukasische Abstammung (**209**)
- Nikotinabusus (**547**)
- Kolpitis (**135**)
- Anämie (**361**)
- Uterusanomalie (**192**)
- Harnwegsinfektion (**468**)
- asymptomatische Bakteriurie (**169**)
- Keiner dieser Punkte ist ein Risikofaktor für eine drohende Frühgeburt. (**293**)
- Alle Punkte sind Risikofaktoren für eine drohende Frühgeburt. (**265**)

**52** Die Behandlung der ersten Wahl zur Prophylaxe einer Eklampsie besteht in der intravenösen Gabe von Magnesiumsulfat. Die Gabe ist bei der schweren Präeklampsie, insbesondere bei zentralnervösen Symptomen, indiziert: Eine signifikante Verringerung der Eklampsierate ist damit möglich! Bei milder Präeklampsie ist die Wirksamkeit dieser Anfallsprophylaxe weniger klar, aber in Diskussion, nachdem eine großangelegte Studie – mit über 10 000 Schwangeren – eine Halbierung des Eklampsierisikos unter Magnesiumsulfat gegenüber der Placebogabe gezeigt hat.

Die Patientin muss unter intravenöser Magnesiumtherapie intensiv überwacht werden: Kontrollen des Reflexstatus (Patellarsehnenreflex), der Atemfrequenz (≥ 12/min) und der Nierenfunktion (≥ 100 ml/4 h) genügen hierbei.

Sie gehen weiter zur **469**.

**53** „Na na na, erzähl mal der jungen Kollegin keinen Unsinn“, mischt sich Heide ein. „Schon mal was von Senkwehen gehört? Wenn jede Frau mit Senkwehen gleich ‚unter Geburt‘ sein soll, würde keine mehr ihren errechneten Termin erreichen!“

Sofort beschleicht Sie wieder das unbestimmte Gefühl – nein der Wunsch – sich zu verstecken. Oder die Zeit zurückzudrehen.

Das machen Sie jetzt auch und gehen zurück zur **159**. Aber erst ziehen Sie sich 1 Kompetenzpunkt ab.

**54** „Wie spät ist es eigentlich?“, fragen Sie sich und werfen einen Blick auf den rechten unteren Bereich des PC-Monitors: 23:14 Uhr.

Auch wenn das Bett Sie magisch anzieht ... Nein, um diese Uhrzeit wollen Sie noch nicht „ruhen“. Erst ein bisschen fleißig sein! Sie greifen nach einer Akte, die auf dem Tisch liegt, und beginnen den Entlassungsbrief von morgen vorzuschreiben. Sie wollen schließlich bei Ihren Kollegen einen guten Eindruck hinterlassen. Aus einem Brief werden vier und schon sind wieder 45 Minuten vorbei. „Okay, das war's jetzt", beschließen Sie und schließen die Augen, um etwas Energie zu gewinnen.

„PIEEEP, PIEEEP" – dieses grässliche Geräusch! Etwas unkoordiniert greifen Sie nach Ihrem Pager. Was ist das denn für eine Nummer? Ein Blick gen PC verrät: Ihr Energiegewinnungsprozess hat 15 Minuten gedauert. Ein Power-Nap par excellence sozusagen. Sie schnappen sich das nächstbeste Telefon und tippen die Nummer ein.

„Amboss von der HNO, verzeihen Sie bitte die Störung!", entgegnet Ihnen der Adressat der unbekannten Nummer. Sie müssen schmunzeln. Wie denn wohl seine Kollegen heißen? Dr. Hammer und Dr. Steigbügel? Die Müdigkeit hat einen gewissen Einfluss auf die Humorantennen. Sie stellen sich ebenfalls mit Namen vor und fragen, wie Sie behilflich sein können.

„Ich habe gerade eine Patientin hier in der Notfallambulanz. Sie ist in der 33. SSW und leidet an einer Otitis externa. Ich würde gerne ein Antibiotikum verordnen."

„Ich verstehe – und wie kann ich Ihnen nun weiterhelfen?"

„Na ja, sie ist ja schwanger. Ich bin da etwas unsicher, was ich ihr verschreiben kann."

„Was würden Sie denn verschreiben wollen?"

„Es gibt da verschiedene Möglichkeiten. Was darf ich in der Schwangerschaft verschreiben?"

Ein Antibiotikum aus welcher Gruppe sollte in einer Schwangerschaft nicht verschrieben werden?

- Penicilline (**319**)
- Cephalosporine (**268**)
- Makrolide (**161**)
- Gyrasehemmer (**377**)

**55**

Gemäß dem SOAP-Schema wollen Sie erst einmal wissen, wie es der Patientin geht. Sollte Ihnen das SOAP-Schema nichts sagen, sollten Sie die Situation 1 bearbeiten. Wenn Sie diese Situation bereits bearbeitet haben und sich nur nicht mehr an das SOAP-Schema erinnern, verlieren Sie 2 Kompetenzpunkte.

„Ach", meint sie, „ich fühle mich irgendwie etwas schlapp. Und meine Brüste spannen, als ob sie gleich explodieren würden!" Und zeigt Ihnen demonstrativ ihre prallen Brüste.

Was machen Sie als Nächstes?

- Nichts. (**460**)
- Sie bitten Suse, das Ultraschallgerät zu holen. (**488**)
- Sie machen einen Abstrich vom Sekret, das aus der Mamille tritt. (**219**)
- Sie beginnen keine medikamentöse Therapie, sondern informieren die Patientin lediglich über die Heultage. (**157**)

**56** Nein: Tokolytika sollten in der klinischen Routine nicht kombiniert werden! Schon die alleinige Anwendung von Betasymathikomimetika oder Magnesiumsulfat in hoher Dosierung kann schwerste Nebenwirkungen hervorrufen. In der Schwangerschaft sind zudem die Pharmakokinetik und -dynamik meist unbekannt. Kombinationen von Tokolytika sind ungenügend untersucht und ihre Nebenwirkungen unabsehbar.

Sie verlieren 4 Kompetenzpunkte; gehen Sie zurück zur **406**.

**57** Welcher Höhenstand ist für eine vaginal-operative Entbindung mindestens Voraussetzung?

- Beckeneingang (**250**)
- Beckenmitte (**82**)
- Beckenboden (**189**)
- Beckenausgang (**369**)

**58** Der Haptoglobin-Wert, der sensitivste Parameter, ist im Fall einer Hämolyse erniedrigt! Das freie Hämoglobin im Blut bindet sich an die hämolytischen Zerfallsprodukte. Sie müssen zwar nicht alle Referenzbereiche immer auswendig kennen, da Ihnen der Laborbefund diesen angibt, jedoch ist es sicher nicht schlecht, wenn Sie grob die Eckwerte kennen.

Ziehen Sie sich 2 Kompetenzpunkte ab. Weiter geht's zur **426**.

**59** Die sonografische Untersuchung zeigt Ihnen, dass die Fruchtwassermenge verringert ist. Das könnte ja schon mal zu einem Blasensprung passen. Sie führen eine Fetometrie durch und wollen überprüfen, ob das Kind zeitgerecht gewachsen ist.

„Mist", fluchen Sie, worauf die Patientin deutlich unruhiger wird.

Ihnen fällt auf, dass Sie den errechneten Termin eingeben müssen, damit das Programm erkennt, um welche Schwangerschaftswoche es sich gerade handelt. Noch einmal zurückrudern heißt die Devise. Jetzt müssen Sie sich doch um den Schwangerschaftstermin kümmern. Ihr Durcheinander kostet Sie 2 Kompetenzpunkte. Zurück zur **252**.

„Ein weiteres Symptom, auf das Sie achten sollten“, führen Sie Ihre Aufklärung fort, „sind **60**

- rechtsseitige Oberbauchschmerzen, oft in Kombination mit Übelkeit und Erbrechen.“ (**358**)
- verstärkte Wassereinlagerungen.“ (**528**)

Eine intravenöse Magnesiumtherapie wird in der Schwangerschaft nur in sehr wenigen Situationen eingesetzt. Die Prolongation bei einem HELLP-Syndrom gehört nicht dazu. **61**

Sie verlieren 3 Kompetenzpunkte. Zurück zur **382**.

Nein: Tokolytika sollten in der klinischen Routine nicht kombiniert werden! Schon die alleinige Anwendung von Betasymathikomimetika oder Magnesiumsulfat in hoher Dosierung kann schwerste Nebenwirkungen hervorrufen. In der Schwangerschaft sind zudem die Pharmakokinetik und -dynamik meist unbekannt. Kombinationen von Tokolytika sind ungenügend untersucht und ihre Nebenwirkungen unabsehbar. **62**

Sie verlieren 4 Kompetenzpunkte; gehen Sie zurück zur **429**.

Ihre Verdachtsdiagnose einer Insertio velamentosa ist nicht sehr plausibel. Eine Insertio velamentosa ist eine Ansatzanomalie der Nabelschnur; die Gefäße verlaufen frei über die Eihäute und setzen nicht unmittelbar am Mutterkuchen an. Bei einem Blasensprung können die Gefäße einreißen, sodass eine vaginale Blutung entsteht. Von einem Blasensprung war jedoch keine Rede. Dennoch ist es sinnvoll, diese Differenzialdiagnose im Hinterkopf zu behalten. **63**

Sie bekommen 4 Kompetenzpunkte abgezogen. Wenn Sie noch einmal überlegen wollen, gehen Sie zurück zur **431**, sonst führen Sie bei **308** nun eine klinische Untersuchung durch.

Die gesuchte Zahl ist bei diesen Zahlen nicht dabei! **64**

Gehen Sie weiter zur **309** oder, wenn Sie es nochmals versuchen möchten, zurück zur **187**.

„Ach nee, so ein Mist!“ Die Tücken des Dienstes haben Sie komplett vergessen. Das tolle Gyros ist kalt wie die Schnauze eines Schäferhundes. Und genauso lecker wird es vermutlich auch schmecken. Scheint irgendwie nicht das richtige Essen für einen Kreißsaal-Dienst zu sein. Egal, jetzt ist Verzweiflung pur angesagt. Sie nehmen das griechische Mahl und **65** stecken es in die Mikrowelle. „Ping“. Gut, warm ist es jetzt auf jeden Fall – und „der Hunger treibt’s runter“. Doch so richtig befriedigt sind Sie nicht. Auch Ihr Atem ist dank des Tsatsikis nicht sehr patientinnenfreundlich. Sie notieren sich: kein griechisches Essen im Dienst!

Weiter bei **380**.

**66** Was bedeutet das für Sie in diesem Moment?

- Ich nehme es zur Kenntnis; es hat aber erst mal keine Konsequenz. (**202**)
- Das Kind ist hochgradig gefährdet! Die Geburt muss umgehend beendet werden. (**462**)

**67** Nein, das kann nicht sein. Frau Harrison war der Name; und stationär wurde sie auch nicht aufgenommen. Sie hatten erst vorhin mit ihr telefoniert und ihr die Laborergebnisse durchgegeben.

Okay, es ist spät; daher werden nur 3 Kompetenzpunkte abgezogen. Zurück zur **376**.

**68** Es gibt die Misgav-Ladach-Methode, die nach dem Misgav-Ladach-Hospital in Jerusalem (Israel) benannt wurde. Dr. Michael Stark hat in diesem Krankenhaus diese Kaiserschnitt-Technik, den „sanften“ Kaiserschnitt, entwickelt. Im Vergleich zu klassischen Methoden wird möglichst stumpf durch Reißen und Dehnen und so wenig wie nötig durch Schnitt mittels Schere und Skalpell operiert. Der Vorteil dieser Technik liegt in einer kürzeren Operationszeit, weniger Blutungen und einer verringerten Menge benötigten Nahtmaterials. Weiterhin gilt der postoperative Verlauf als unkomplizierter und die Verweildauer kann verkürzt werden.

Sie ziehen sich 2 Kompetenzpunkte ab. Wenn Sie schon 2 Fehlversuche hinter sich haben, lesen Sie weiter bei **226**, sonst wählen Sie aus folgenden Optionen:

- Van-Nuys-Score (**491**)
- ACOG-Score (**282**)
- Quintero-Score (**113**)
- Bishop-Score (**28**)
- BI-RADS-Score (**17**)

**69** Das Apgar im Apgar-Score ist kein Akronym. Es wurde nach jemand benannt.

Sie verlieren 2 Kompetenzpunkte und gehen weiter zur **153**.

Es ist richtig, dass dichoriale Gemingraviditäten häufiger sind. Alle dizygoten (zweieiigen) Schwangerschaften sind dichorial – dies entspricht etwa 70–80 % aller Geminigraviditäten. Von den monozygoten (eineiigen) Schwangerschaften ist etwa ein Drittel dichorial. Ihre Trefferwahrscheinlichkeit wäre somit gar nicht so schlecht, jedoch sind wir nicht bei einem Ratequiz. **70**

Apropos raten: Sie haben sicher erraten, dass sie 2 Kompetenzpunkte verlieren. Sie dürfen es noch einmal bei **205** versuchen.

In der Schwangerschaft ist eine geringe Proteinurie physiologisch. Dieser Wert würde als normal bewertet werden. **71**

Ziehen Sie sich 2 Kompetenzpunkte ab und versuchen es noch einmal bei den Optionen von **273**.

„Und was genau ist daran verspätet?" **72**

Gute Frage der Nachwuchsgynäkologin. Sie haben keine richtige Antwort darauf. Im schlauen Büchlein, das Suse aus ihrer Kitteltasche geholt hat, ist dann zu lesen, dass ein Blasensprung in der Austreibungsperiode oder erst nach der Geburt – mit dem Kind in den Eihäuten, der sog. Glückshaube – als „verspäteter Blasensprung" bezeichnet wird.

Sie verlieren 1 Kompetenzpunkt und gehen zurück zur **47**.

„Und wie willst Du die Tokolyse haben?", fragt Katrin. **73**

- Partusisten p.o. (**39**)
- Partusisten i.v. (**429**)
- Adalat p.o. (**513**)
- Adalat i.v. (**147**)
- Atosiban p.o. (**11**)
- Atosiban i.v. (**406**)
- Magnesium i.v. (**203**)
- Magnesium i.v. + Partusisten i.v. (**259**)
- Magnesium i.v. + Adalat p.o. (**130**)

Bei 40+3 SSW liegt eine Terminüberschreitung vor. Von einer Übertragung spricht man, wenn das Kind 14 Tage nach dem errechneten Termin noch nicht entbunden wurde. Dies ist heute selten, da vorher eine Geburtseinleitung empfohlen wird. Sie erklären der PJ-lerin, dass es 2010 hierzu erstmals eine Leitlinie der Deutschen Gesellschaft für Gynäkologie und Geburtshilfe (DGGG; „Vorgehen bei Terminüberschreitung und Übertra- **74** gung“) gab. Im Jahr 2014 wurde diese überarbeitet. Sie soll sich diese mal durchlesen, da sie für den klinischen Alltag hilfreich ist.

Weiter zur **38**.

**75** Sie gehen in die Zentrale und suchen nach einer entsprechenden Punktionsnadel. Elena, die in der Zwischenzeit das Patientenzimmer wegen eines Schwesternrufs verlassen musste, kommt hinzu:

„Kann ich helfen?“

„Ja“, antworten Sie, „ich suche eine Punktionsnadel; die Dame im letzten Zimmer hat einen Abszess?“

Elena schaut etwas verwirrt drein. „In welchem Zimmer? Welche Patientin? Da ist doch nur die mit dem Milcheinschuss drin?“

Das ist wieder so ein Moment, in dem das ganze Blut die nördlichen Partien schlagartig verlässt und ein unangenehm kühles Gefühl einsetzt.

„Stimmt, Milcheinschuss!“, denken Sie und versuchen die Situation zu retten. Sie gehen zurück zur Patientin und klären sie darüber auf, dass es nicht um einen Abszess handelt. Das Ultraschallbild sehe bei einem Milcheinschuss nur etwas wilder aus als sonst. Sie erläutern ihr, dass ein Milcheinschuss am dritten Tag nach Geburt normal ist. Die Temperaturerhöhung ist dadurch auch erklärbar. Da die Patientin sonst keine Beschwerden angibt, verlassen Sie etwas fluchtartig das Zimmer. Sie manövrieren den Visitenwagen ins Stationszimmer.

„Gibt es sonst noch irgendwas?“, fragen Sie Elena.

Zum Glück hatten Sie die Schwester. Da Sie nicht immer so viel Glück haben können, ziehen Sie sich 15 Kompetenzpunkte ab – und gehen weiter zur **545**.

**76** Eine Gerinnungsstörung als kausaler Faktor in dieser Situation ist eher unwahrscheinlich. Es liegen anamnestisch hierfür keine Risikofaktoren vor. Einige Erkrankungen in der Schwangerschaft – vor allem das HELLP-Syndrom – können mit einer Gerinnungsproblematik assoziiert sein; hierfür gibt es aber keinen Hinweis.

Sie verlieren 2 Kompetenzpunkte und gehen zurück zu den Optionen von **182**.

**77** ASS ist ein Analgetikum und Antipyretikum der 2. Wahl. Es sollte im letzten Trimenon nicht regelmäßig und nicht in antiphlogistischer Dosierung verabreicht werden. Analgetische Einzeldosen sind jedoch akzeptabel.

Mittel der ersten Wahl ist jedoch Paracetamol und sollte vorgezogen werden.

Sie verlieren 2 Kompetenzpunkte. Weiter zur **174**.

Die Diagnose des HELLP-Syndroms wird laborchemisch mit dem Nachweis der Trias „Hämolyse, erhöhte Leberenzyme und Thrombozytopenie“ gestellt. Daher sollte neben den Thrombozyten und den Transaminasen (GOT, GPT) auch Haptoglobin abgenommen werden, weil die Hämolyse damit am besten nachgewiesen werden kann. Haptoglobin weist bei 95–97% der Patientinnen auffällige Befunde nach – und ist damit der sensitivste Parameter der Hämolyse! **78**

Die LDH ist dagegen kein hämolysespezifischer Parameter beim HELLP-Syndrom – korreliert aber mit dem Schweregrad der Erkrankung. Oft ist auch ein Anstieg des C-reaktiven Proteins festzustellen, was aber nicht durch eine Infektion bedingt ist.

Bei einem HELLP-Syndrom sollten die laborchemischen Untersuchungen initial in 6- bis 8-stündigen Intervallen durchgeführt werden.

Die klinischen Symptome (rechtsseitiger Oberbauchschmerz, epigastrischer Schmerz) können bereits vor dem laborchemischen Nachweis eines HELLP-Syndroms auftreten!

Bei rechtsseitigen Oberbauchschmerzen nach der 18+0 SSW muss stets ein HELLP-Syndrom ausgeschlossen werden!

Gehen Sie weiter zur **229**.

Suse kommt in die Zentrale. Sie strecken ihr das CTG zur Begrüßung entgegen. **79**

„Wer ist das? In welcher Woche ist das?“ fragt sie.

„Richtige Fragen“, sagen Sie, „27-jährige II-Gravida, I-Para mit 29+4 SSW. Und was siehst du?“

„Gut, also: Das CTG ist unauffällig, Kindsbewegungen sind reichlich vorhanden und 4 Kontraktionen.“

Sie nehmen das CTG und schauen sich noch mal alles an. Von wegen auffällig. „Auf, wir schauen uns die Dame jetzt mal an.“ Sie nehmen die Akte und gehen zu Frau Graf, die vor dem Ultraschallraum sitzt.

Sie haben übrigens gerade 5 Kompetenzpunkte verloren. Weiter zur **333**.

„Aber hör mal her“, dröhnt es hinter Ihnen und Sie zucken gehörig zusammen. Ein Gefühl wie früher, als Sie von ihrer Mutter bei etwas erwischt wurden, das Sie nicht machen sollten. **80**

„Willst du etwa sagen, dass die ganze Arbeit davor nicht zur Geburt gehört? Das kann nur jemand behaupten, der noch nie ein Kind bekommen hat!“

Bevor Sie auch nur im Entferntesten daran denken, Heide Kontra zu geben, denken Sie nach und merken, dass Ihre Erklärung doch einige Schwachstellen aufweist.

Sie verlieren 2 Kompetenzpunkte und gehen zurück zur **159**.

**81** Dieses Syndrom gibt es nicht!

Der Kaihahulu Beach ist eine in Hana auf Maui gelegene Attraktion. An diesem Strand gibt es roten Sand, der seinen Ursprung in erodierter Vulkanschlacke mit hohem Eisenoxidanteil hat. Ein wunderschöner Platz, den Sie irgendwann mal besuchen sollten.

Der gedankliche Ausflug kostet Sie jedoch 5 Kompetenzpunkte. Gehen Sie zurück zur **230**.

**82** Das ist richtig.

Prinzipiell ist eine vaginal-operative Entbindung zur Beseitigung einer akuten fetalen Bedrohung (z. B. pathologisches CTG, fetale Hypoxämie), eines Geburtsstillstands oder aus mütterlicher Indikation (z. B. Erschöpfung) in der Austreibungsperiode indiziert.

Der Höhenstand des vorangehenden Kindteils – „die Leitstelle“ – sollte hierbei mindestens Beckenmitte (Interspinalebene, 0) sein. Die Beckenmitte-Position endet, wenn die Leitstelle auf dem Beckenboden (+4) steht. Vaginal-operative Entbindungen aus Beckenmitte (oberhalb +2) sollten nur bei hoher Erfolgsaussicht durch einen in der Methode ausgebildeten und trainierten Geburtshelfer ausgeführt werden.

Bei einem Höhenstand von Beckenboden ist die Erfolgsaussicht deutlich besser als von Beckenmitte, jedoch kann auch schon von Beckenmitte eine vaginal-operative Entbindung erfolgen.

Bei einem Höhenstand von Beckenausgang ist die Erfolgsaussicht deutlich besser als von Beckenmitte. Die operative Entbindung von Beckenausgang (Beckenausgang-VE oder -Zange) hat vor allem unterstützende Funktion bei Erschöpfung der Mutter.

Weiter zur **129**.

**83** Sie sind noch völlig in Gedanken, als ein Häuflein Elend – in Grün gekleidet – die Tür öffnet. Oje, der Kollege sieht ja ziemlich mitgenommen aus. Noch bevor Sie etwas sagen können, wirft er Ihnen den Pager zu – das

Gerät, das die nächsten 24 Stunden eine unglaubliche Macht über Sie ausüben wird. Die Kollegin, die den gynäkologischen Dienst übernimmt, wird bereits von deren Dienstvorgängerin auf den neuesten Stand gebracht. Sie fragen sich gerade, welcher Oberarzt ihr Notretter sein wird, als Sie eine göttliche Melodie vernehmen:

„Daaadaadadadadadaaaaaa ...“.

Ein Gefühl der Sicherheit überkommt Sie, und das liegt nicht am Titelsong der „Schwarzwaldklinik“, der ihren Hammer und Amboss streichelt. Denn da kommt er mit seinen weißen, wellenden Haaren: Dr. Schmuse, Ihr Oberarzt für heute! Er heißt nicht nur so, er ist auch zum Schmusen. Optisch der gereifte Sascha Hehn alias Udo Brinkmann und fachlich für alle hilfesuchenden Assistenten der Rettungsanker. Eine Kollegin hat in der Vergangenheit sein Handy mit dem Titelsong des Kultklassikers ausgerüstet und somit wurde dieses Lied zur Lieblingshymne aller Dienstärzte.

„DRÖÖÖT!“

Und das ist das krasse Gegenteil. Dieser Ton ist der Feind aller Dienstärzte. Das ist der widerliche Klang der Türklingel, der meist Arbeit ankündigt. Sie erhalten die Übergabe und erfahren zu Ihrem Glück, dass aktuell keine Frauen „unter Geburt“ sind. Der grün gekleidete Kollege mit den dicken Augenringen verabschiedet sich.

Sie sagen zur PJ-lerin Suse:

- „Komm, wir gehen auf die Wochenstation und machen Visite!“ (**162**)
- „Komm, wir geben den Hebammen Bescheid, dass wir auf der Wochenstation Visite machen!“ (**4**)

**84**

Nein, bei einer bakteriellen Vaginose stünden andere Merkmale im Vordergrund.

Zurück zur **248** – Sie verlieren 3 Kompetenzpunkte.

**85**

„Wie bitte?“, empört sich Elena, die Schwester der Wochenstation, „das habe ich in meinen 20 Jahren noch nie gehört.“ Sie sind nun selbst ziemlich unsicher und sagen dazu am besten gar nichts mehr.

Sie verlieren 5 Kompetenzpunkte und gehen zurück zur **5**.

**86**

Nein, eine antenatale Kortikosteroidgabe wird nicht peroral durchgeführt. Es gibt sogar Hinweise, dass eine perorale Einnahme des Kortisons den postpartalen Verlauf eher verschlechtern kann.

Sie ziehen sich 2 Kompetenzpunkte ab und gehen zurück zur **298**.

**87** Weiter bei **15**.

**88** Die Patientin zeigt Prodromalsymptome einer drohenden Eklampsie: Eine Eklampsieprophylaxe ist somit eine sichere Variante. Doch gleichzeitig sollten Sie versuchen, den Blutdruck zu senken. Aktuell liegen die Werte um 180/120 mmHg. Bei rezidivierenden Blutdruckwerten ≥ 150/110 mmHg ist eine antihypertensive Therapie aus mütterlicher Sicht indiziert.

Sie verlieren 3 Kompetenzpunkte.

Weiter zur **278**.

**89** Die Uterusmuskulatur ist scherengitterartig aufgebaut. Eine Kontraktion des Myometriums führt so zur Kompression der Gefäße. Bei der Uterusatonie fehlt diese Kompression – und eine Blutung ist die Folge. Die ersten Maßnahmen sollten solche sein, die die Kontraktilität steigern: Blase entleeren, mechanische und medikamentöse Maßnahmen. Zu den mechanischen Maßnahmen gehören das Reiben des Uterus – Folge ist eine endogene Prostaglandinbildung – und eine bimanuelle Uteruskompression, z. B. mittels Handgriff nach Hamilton. Beim Handgriff nach Hamilton ist eine Hand in der Vagina, die andere auf dem Unterbauch der Entbundenen. Die innere Hand wird geballt und drückt von unten gegen die Gebärmutter, die mit der äußeren Hand fixiert wird. Hierdurch werden die Vorder- und Hinterwand der Gebärmutter fest aneinandergepresst.

Außerdem sollte ein Uterotonikum gegeben werden. Sie verabreichen der Patientin

- Methergin. (**313**)
- Oxytocin. (**366**)
- Misoprostol. (**300**)
- Sulproston. (**340**)
- Dinoproston. (**458**)

**90** Suse kommt in die Zentrale. Sie strecken ihr das CTG zur Begrüßung entgegen.

„Wer ist das? In welcher Woche ist das?“, fragt sie.

„Richtige Fragen“, antworten Sie, „27-jährige II-Gravida, I-Para mit 29+4 SSW. Und was siehst du?“

„Gut, also: Das CTG ist unauffällig, Kindsbewegungen sind reichlich vorhanden und 4 Kontraktionen.“ Sie nehmen das CTG und schauen sich noch mal alles an. Von wegen keine Wehen – die Kontraktionen sind deutlich zu sehen! Sie schütteln kurz den Kopf. „Gut, dann schauen wir uns jetzt die Dame an."

Sie nehmen die Akte und gehen zu Frau Graf, die vor dem Ultraschallraum sitzt.

Sie haben übrigens gerade 5 Kompetenzpunkte verloren. Weiter zur **333**.

Die sog. „NT" ist in aller Munde. NT steht für Nackentransparenz und liefert in der Frühschwangerschaft einen wichtigen Hinweis auf eine mögliche Chromosomenstörung – insbesondere das Down-Syndrom. Außerdem kann diese spezielle Ultraschallmethode auch zur Risikoabschätzung für Herzfehlbildungen oder andere Fehlbildungssyndrome verwendet werden. **91**

Sie verlieren 2 Kompetenzpunkte und gehen zurück zur **339**.

Engmaschige Blutdruckmessungen und eine Laborkontrolle sind wichtige Untersuchungen, das ist richtig. Da der Urinbefund bei der Aufnahmeuntersuchung jedoch auffällig war, sollte auch dieser noch abgeklärt werden. **92**

Sie verlieren 2 Kompetenzpunkte und gehen zurück zur **347**.

„Hallo, hier ist die Anja von Station. Sag mal, geht dein Funker nicht?" **93**

„Oh Mist", denken Sie. Da war doch noch was. Sie haben ganz vergessen zurückzurufen.

„Sorry, aber gerade war einiges los. Hatten eine VE. Die kommt demnächst auch auf Station", versuchen Sie auszuweichen.

„Okay. Es sind immer noch die zwei Nadeln zu legen."

„Gut, ich komme dann hoch, wenn ich alles dokumentiert habe."

„DRÖÖÖT" – die Kreißsaalklingel ...

„Nein, bitte nicht: kein Zugang!"

Hebamme Miri geht an die Gegensprechanlage der Türklingel. „Ja bitte?"

„Essen!" Hallelujah! Es geschehen noch Zeichen und Wunder. Miri lässt den Heilsbringer rein; auf seinem Weg durch die Flure zieht das Essen einen herrlichen Duft hinter sich her.

„Jetzt schnell alles dokumentieren und dann auf zum Essen", sagen Sie zu Suse.

Weiter zur **392**.

„Nein, es gibt keine Probleme", antwortet Frau Meier. **94**

„Wunderbar“, denken Sie und bitten die Patientin sich für die Ultraschalluntersuchung hinzulegen. Während Sie den Bauch mit dem leider zu kalten Ultraschall-Gel – Frau Meier zuckt kurz zusammen – vorbereiten, hören Sie Suse sagen: „Sie waren aber oft bei Ihrer Frauenärztin zur Kontrolle!“

„Ja, weil das Baby etwas klein ist. Meine Frauenärztin war immer sehr beunruhigt und wollte mich daher oft sehen.“

Wie bitte? Das kann doch nicht wahr sein! Sie blicken zur PJ-lerin, die den Mutterpass in der Hand hält. Sie nehmen ihn und werfen einen Blick hinein. In der Tat, eine sehr engmaschige Kontrolle bei einem Kind, das im unteren Perzentilenbereich gewachsen ist. Zustand nach Frühabort mit Nachkürettage und Nikotinabusus. So viel zum Thema „kein Problem“!

Sie schnaufen tief durch und gehen weiter zur **123**.

**95** Hochdosiertes Heparin wird nicht zur Prolongation bei einem HELLP-Syndrom verwendet. Da bei einem HELLP-Syndrom eine Thrombozytopenie vorliegt und eine Gerinnungsstörung auch nicht selten ist, wäre eine Heparin-Gabe mit ihren gerinnungshemmenden Eigenschaften nicht so ideal.

Sie verlieren 5 Kompetenzpunkte. Zurück zur **382**.

**96** Nein: Tokolytika sollten in der klinischen Routine nicht kombiniert werden! Zwar erhöht die Kombination von Nifedipin und Magnesium i.v. gemäß aktueller AWMF-Leitlinie „Hypertensive Schwangerschaftserkrankungen“ die magnesiumbedingten Nebenwirkungen nicht, trotzdem sind Kombinationen von Tokolytika ungenügend untersucht und ihre Nebenwirkungen unabsehbar. Zudem sind in der Schwangerschaft die Pharmakokinetik und -dynamik meist unbekannt.

Sie verlieren 4 Kompetenzpunkte; gehen Sie zurück zur **429**.

**97** Türklopfen. Die Tür geht auf: Es ist Barbara.

„Wo ist die Akte?“

„Hier“, antworten Sie und geben sie ihr.

Sie nimmt die Akte und schließt die Tür hinter sich. Aber nicht für lange. Die Tür geht wieder auf. Sie geht nicht nur, sie fliegt förmlich auf. Und nein, ein Türklopfen gab es diesmal nicht.

„Sag mal, was sind das denn jetzt für neue Sitten?“, fragt sie entrüstet.

Und nein, ein wirkliches Fragen war es nicht.

„Blasensprung bei einem Frühchen und du willst sie wieder nach Hause schicken?"

Während Sie das kurz bei sich sacken lassen, antworten Sie auch schon gekonnt: „Ach Quatsch, ich war so in Gedanken. Gib es bitte noch mal her."

„Bring es mir einfach nachher rüber. Ich bin vorne in der Zentrale."

Sie nehmen die Akte, streichen ihr „fälschlicherweise" eingetragenes Prozedere und dokumentieren, nachdem Sie sich 20 Kompetenzpunkte abgezogen haben:

Prozedere:

- Geburtseinleitung wegen Gefahr eines Amnioninfektionssyndrom. (**136**)
- Lungenreifeinduktion unter Tokolyse. (**148**)

Sie nehmen den Hörer in die Hand und wählen die Nummer des Labors. **98**
Eine Dame aus dem Labor ist über Ihre Vermutung etwas verwundert:

„Ich kann mir nicht vorstellen, dass es sich um einen Laborfehler handelt. Wenn Sie wollen, können Sie aber gerne noch mal eine Probe abnehmen, dann überprüfen wir es."

Sie bedanken sich für die Auskunft und sind genauso schlau wie davor. Was machen Sie?

- eine schnellstmögliche Entbindung bei Verdacht auf ein Amnioninfektionssyndrom (**283**)
- nichts (**190**)

Wenn man die einzelnen Punkte durchgeht, dann müsste man beispiels- **99**
weise die späten Dezelerationen als pathologisch bewerten. Somit wäre das CTG als pathologisch zu bewerten.

Sie verlieren 5 Kompetenzpunkte und gehen zur **255**.

Betablocker (oder genauer selektive β1-Rezeptorblocker) gehören zu den **100**
Antihypertensiva der Wahl in der Schwangerschaft – wobei erprobte Mittel wie Metoprolol zu bevorzugen sind. Hierbei ist eine mögliche Gewichtsrestriktion des Fetus zu beachten.

Mittel der ersten Wahl ist α-Methyldopa. Zur Akuttherapie können auch Nifedipin und Urapidil verwendet werden.

Bei einer Blutdruckeinstellung ist zu beachten, dass jede initiale antihypertensive Behandlung einer schweren Präeklampsie eine CTG-Überwachung erfordert, da ein ausgeprägter Blutdruckabfall mit akuter fetaler Gefährdung verbunden sein kann. Die Patientinnen sind streng zu überwachen, wobei insbesondere engmaschige Blutdruckkontrollen erforderlich sind. Dabei sollten diastolische Zielblutdruckwerte von 80 mmHg nicht unterschritten werden.

Da ein Betablocker hier nicht das Medikament der ersten Wahl ist, bekommen Sie 2 Kompetenzpunkte abgezogen.

Weiter geht's zur **504**.

**101** Atosiban ist ein kompetitiver Antagonist am Oxytocin-Rezeptor. Nach Bindung werden die Kontraktionsfrequenz und der Tonus der Uterusmuskulatur gesenkt, woraus eine Unterdrückung der Wehentätigkeit resultiert. Es wird jedoch nicht oral verabreicht! Sie verlieren 2 Kompetenzpunkte.

Gehen Sie zurück zu den Optionen von **513**.

**102** Da die Endometritis puerperalis die häufigste Ursache von Fieber im Wochenbett ist, kontrollieren Sie umgehend den Fundusstand. Die Gebärmutter zeigt sich gut kontrahiert und 3 Querfinger unter dem Nabel: also ein Normalbefund und eine gute Rückbildung. Ein Uteruskantenschmerz zeigt sich nicht. Sie gehen kurz in sich und versuchen sich an die Differenzialdiagnosen zu erinnern.

Ihr nächster Schritt ist:

- Auskultation der Lunge (**529**)
- Röntgen-Thorax zum Ausschluss einer Lungenembolie oder -ödems (**19**)
- vaginaler Abstrich (**404**)
- Kontrolle der venösen Gefäße, die für eine Thrombose infrage kämen (**280**)
- Urin-Stix zum Ausschluss einer Harnwegsinfektion (**470**)
- Inspektion und Palpation der Mammae (**425**)

**103** „Eine Prä ..., was bitte?" begegnet Frau von Braun Ihnen mit einem Stirnrunzeln.

„Na ja", holen Sie aus, „eine Präeklampsie ist im Grunde nichts anderes als ein Bluthochdruck, kombiniert mit einer erhöhten Eiweißausscheidung im Urin." Doch irgendwie scheint das noch nicht den durchschlagenden Effekt bei Frau von Braun zu haben – ihr Stirnrunzeln bleibt bestehen. „Ich möchte diesen Ausdruck eigentlich vermeiden, aber früher hat man dazu ‚Schwangerschaftsvergiftung' gesagt", fügen Sie hinzu.

„Davon habe ich schon gehört, aber ..."

„Entschuldigung, dass ich sie unterbreche“, reden Sie weiter, „es ist aber eine schlechte Bezeichnung, da es sich nicht um eine Vergiftung handelt. Deshalb sollte man heute auch nicht mehr Gestose (Gestationstoxikose) oder EPH-Gestose dazu sagen.“

„Und was ist dann die Ursache?“

„Das ist schwierig zu beantworten, da die genauen Ursachen für eine Präeklampsie zurzeit nicht eindeutig geklärt sind. Es wird eine gestörte Implantation des Trophoblasten, die zu einer Fehlentwicklung der arteriellen Gefäße in der Plazenta führt, vermutet.“

Frau von Braun schaut Sie entgeistert an.

„Also kurz gesagt: Der Mutterkuchen ist das Problem!“ fügen Sie schnell noch hinzu, da Sie gemerkt haben, dass Ihre Erklärung nicht sehr patientengerecht war.

„Hm, und was bedeutet das nun für mich?“

„Wie gesagt, wir nehmen sie stationär auf und kümmern uns um sie“.

„Bekomme ich dann was gegen meinen Bluthochdruck?“, möchte sie von Ihnen wissen.

- „Ja, wir beginnen eine antihypertensive, also eine blutdrucksenkende Therapie.“ (**347**)
- „Nein.“ (**411**)

Die Kontrolle auf eine Geburtsverletzung ist eine wichtige Maßnahme **104**
zur differenzialdiagnostischen Abklärung einer postpartalen Blutung! Im vorliegenden Fall können keine Verletzungen der Geburtswege festgestellt werden.

Gehen Sie zurück zu den Optionen von **392**; wenn Sie bereits 5 wichtige Punkte durchgeführt haben, geht's weiter zur **182**.

Der Pap-Smear oder Pap-Test wurde 1928 vom griechischen Arzt George **105**
Papanicolaou entwickelt und dient der Früherkennung des Zervixkarzinoms. Der Test beruht auf der Beurteilung gefärbter Zellabstriche vom Muttermund. Mit einem Hilfmittel (z.B. Wattestäbchen, Spatel, Bürste) entnimmt man Zellen vom Gebärmutterhals und der Portio und streicht sie auf einem Objektträger aus. Nach der Fixierung mit 96 %igem Alkohol erfolgt das Färben. Im gefärbten Abstrich kann man mikroskopisch die Morphologie der Zellen beurteilen.

Der Pap-Test gehört zu den erfolgreichsten Krebs-Tests weltweit und konnte zu einer Reduktion der Zervixkarzinom-Inzidenz beitragen.

Mit der Beurteilung eines Neugeborenen hat der Test jedoch wenig zu tun!

Sie verlieren 2 Kompetenzpunkte – und gehen zurück zur **550**.

**106** Im Kreißsaal übergibt Ihnen Hebamme Barbara die Akte: „Frau Meier, eine 29-jährige II-Gravida, 0-Para mit 40+3 SSW. Kommt mit Geburtsbeginn und regelmäßigen Wehen seit heute früh. Das CTG ist in der Akte, und die Patientin sitzt vor dem Ultraschallraum."

Sie gehen zu Frau Meier und begrüßen sie. Im Ultraschallraum wollen Sie sich kurz über die bisherige Schwangerschaft informieren. Was machen Sie?

- Sie machen eine Anamnese und fragen die Patientin nach Risikofaktoren und Auffälligkeiten. (**94**)
- Sie nehmen den Mutterpass und schauen nach, ob etwas dokumentiert ist. (**281**)
- Sie bitten die PJ-lerin, die Hebamme zu fragen, ob sie etwas wüsste. (**302**)

**107** Das ist nicht gut überlegt! Eine Pessartherapie (Arabin-Pessar) wurde früher bei der Zervixinsuffizienz verwendet. Im aktuellen Fall handelt es sich um eine vorzeitige Wehentätigkeit bei Soorkolpitis. Die Einlage eines Fremdkörpers in dieses entzündete Milieu wird zu keinem erfolgversprechenden Ergebnis führen.

Sie verlieren 10 Kompetenzpunkte; gehen Sie zurück zu den Optionen von **321**.

**108** Dies ist für viele Eltern sicher eine nicht ganz unwesentliche Information und auch für den betreuenden Arzt kann diese Information eine Relevanz haben:

- Wenn die Geschlechter unterschiedlich sind, sind eine eineiige (monozygote) und somit auch eine monochoriale Schwangerschaft ausgeschlossen.
- Wenn die Geschlechter identisch sind, ist man jedoch genau so schlau wie davor.

Daher verlieren Sie 2 Kompetenzpunkte und gehen zurück zu den Optionen von **132**.

**109** „Aber ist der Blasensprung normalerweise nicht immer dann, wenn der Muttermund vollständig eröffnet ist?", kommt auch gleich schon die Gegenfrage.

Stimmt eigentlich. Sie bitten Suse, kurz in ihrem schlauen Büchlein nachzulesen und bekommen erklärt, dass der „regelrechte oder rechtzeitige Blasensprung“ unter der Geburt am Ende der Eröffnungsperiode, dem Zeitraum vom Wehenbeginn bis zur vollständigen Eröffnung des Muttermunds, erfolgt.

Sie ziehen sich 1 Kompetenzpunkt ab und gehen zurück zur **47**.

„FEHLER. Die angeforderte Seite konnte auf diesem Server nicht gefunden werden.“ So oder so ähnlich wird es ausschauen, wenn versucht wird, diese Seite aufzurufen. **110**

Versuchen Sie es mal mit www.embryotox.de, „da wird Ihnen geholfen“.

Weiter zur **26**.

Methylprednisolon 32 mg/d oder Dexamethason 2–3 × 10 mg/d, jeweils intravenös, werden häufig zur Prolongation bei einem HELLP-Syndrom verabreicht. Evidenzbasierte Daten gibt es für dieses Vorgehen jedoch nicht, weshalb es in internationalen Leitlinien und auch in der aktuellen Leitlinie zu hypertensiven Schwangerschaftserkrankungen nicht empfohlen wird. In klinischen Situationen, in denen ein Anstieg der Thrombozytenzahl sinnvoll ist, kann der Einsatz von Glukokortikoiden gerechtfertigt sein. **111**

„Vielen Dank für die Information – und vor allem dafür, dass Sie sich so viel Zeit genommen haben! Ich bin nun schon beruhigt. Wenn Sie mir Blut abgenommen haben, wie geht es dann weiter?“

„Da die bei uns durchgeführten Untersuchungen, d.h. CTG, Blutdruckkontrollen und Urinuntersuchung unauffällig waren und sie auch nicht die typischen HELLP-Symptome haben, können sie von mir aus ruhig nach Hause gehen.“ Sie ergänzen: „Rufen Sie einfach in ein paar Stunden an und dann kann ich Ihnen die Laborergebnisse mitteilen. Wären sie damit einverstanden?“

„Das wäre klasse“, meint darauf Frau Harrison.

„Und vielen, vielen Dank nochmals! Ich habe mich hier gut aufgehoben gefühlt!“

Sie begleiten Frau und Herrn Harrison vor die Tür und notieren alles in der Akte. Anschließend gehen Sie in die Kreißsaal-Zentrale, wo es nur so von Hebammen in ihren blauen Kitteln wimmelt. Stimmt, jetzt ist gerade Übergabe.

Was machen Sie als nächstes?

- Da Sie gerade nichts Wichtiges zu tun haben, gehen Sie zu was richtig Wichtigem über. Sie gehen in die Kreißsaal-Küche und schauen nach, was Sie sich zum Essen bestellen wollen. (**531**)
- Sie fragen die Hebammen, ob gerade irgendwas Wichtiges anliegt. (**481**)
- Sie machen irgendwas anderes. (**245**)

**112** Bei einer Spinalanästhesie wird das Lokalanästhetikum direkt in den Hirnwasserraum (Subarachnoidalraum, Liquorraum) gespritzt und die Nadel danach wieder entfernt. Vorteilhaft ist der schnelle Wirkungseintritt. Spinalanästhesien werden vor allem im Rahmen eines Kaiserschnitts durchgeführt. Die Mutter bleibt bei Bewusstsein und kann so ihr Kind hören und sofort in Empfang nehmen.

Welches der unter **232** genannten Verfahren kommt evtl. noch infrage?

**113** Nach Quintero werden 5 Stadien des fetofetalen Transfusionssyndroms unterschieden. Dieser Score hat nichts mit der Beschreibung des Muttermundbefundes zu tun.

Sie ziehen sich 2 Kompetenzpunkte ab. Wenn Sie schon 2 Fehlversuche hinter sich haben, lesen Sie weiter bei **226**, sonst wählen Sie aus folgenden Optionen:

- Van-Nuys-Score (**491**)
- ACOG-Score (**282**)
- Misgav-Ladach-Score (**68**)
- Bishop-Score (**28**)
- BI-RADS-Score (**17**)

**114** Sie fügen hinzu, dass es sich bei diesen Symptomen um eine häufige Komplikation mit der Bezeichnung

- Eklampsie handeln könnte. (**177**)
- Antiphospholipidsyndrom handeln könnte. (**49**)
- Kaihahulu-Syndrom handeln könnte. (**539**)
- HELLP-Syndrom handeln könnte. (**127**)

**115** Weiter bei.

**116** Gehen Sie weiter zur **208**.

**117** „Dann bereite ich mal alles vor.“

„Ja, ich geh gleich mit und erkläre der Patientin, was wir machen.“ Sie gehen mit in den Kreißsaal zu Frau Meier und erläutern ihr die Situation.

„Das CTG ist nun wieder auffällig, sodass ich der Meinung bin, dass wir die Geburt beenden sollten.“

„Und was heißt das? Bekomme ich einen Kaiserschnitt?“, will sie wissen.

„Ich würde Sie vorher gern noch einmal untersuchen. Dann kann ich Ihnen genau sagen, ob ein Kaiserschnitt oder eine Saugglockenentbindung besser ist“, antworten Sie. Die Aufklärung in so einer Situation sollte angemessen – d.h. so ausführlich wie nötig, so knapp wie möglich – sein. Sie führen eine vaginale Untersuchung durch und achten dabei insbesondere auf den Höhenstand.

Weiter zur **57**.

Atosiban (Tractocile) ist in Deutschland zur Tokolyse zugelassen. Es ist ein kompetitiver, nicht selektiver Antagonist für Oxytocin und den Arginin-Vasopressin-Rezeptor, der Oxytocin-induzierte Kontraktionen unterdrückt. **118**

In Placebo-Studien konnte die Wirksamkeit in der Verlängerung der Schwangerschaft um 24 und 48 Stunden und um 7 Tage nachgewiesen werden; im Vergleich mit Betasympathomimetika konnte eine Äquieffektivität bestätigt werden. Es zeigt jedoch ein deutlich besseres Nebenwirkungsprofil: Palpitationen (2%), Tachykardie (6%), Hypotonie (3%), Übelkeit (12%), Erbrechen (7%) und Kopfschmerzen (10%) können erwartet werden; schwere Nebenwirkungen sind bislang nicht berichtet worden.

Ein großzügiger Einsatz dieses Medikaments wird lediglich durch seine hohen Kosten verhindert.

Lesen Sie weiter bei **463**.

Der FIGO-Score ist bisher der einzige auf breitem Konsens beruhende Score. Hierzu nimmt die DGGG in ihrer mittlerweile abgelaufenen Leitlinie „Anwendung des CTG während Schwangerschaft und Geburt“ Stellung. Die Beurteilung eines CTG durch einen Score zwingt dazu, sich intensiv mit der CTG-Registrierung auseinanderzusetzen. Zudem schafft ein solcher Score die Möglichkeit einer objektiveren Verlaufskontrolle. **119**

Bei der Einstufung „pathologisch“ sind eine ständige Beurteilung und Konsequenzen erforderlich, da die postnatale Morbidität bei pathologischem FIGO-Score erhöht ist! Neben den konservativen Maßnahmen

(z. B. Tokolyse, Weckversuch, Lagewechsel, Infusion, $O_2$-Gabe) ist, wenn möglich, eine fetale Blutgasanalyse (FBA) beim Feten vorzunehmen.

Sie gehen mit Suse zu Frau Meier in Kreißsaal 3 und informieren sie über den Stand der Dinge. Sie erläutern ihr, wie diese Untersuchung durchgeführt wird. Ihre Bedenken, dass es für das Kind schädlich sein könnte, können Sie zwar verstehen, ihr aber auch verständlich machen, dass sie nichts befürchten muss.

Währenddessen ist Barbara gekommen und bereitet die benötigten Instrumente vor. Die Patientin wird in der Steinschnitt-Lagerung positioniert. Sie kontrollieren den Muttermundbefund und können Barbaras Vorbefund bestätigen. Des Weiteren palpieren Sie eine pralle Fruchtblase und das vorangehende Kindsteil fest im Becken.

Welche Konsequenzen ziehen Sie aus diesem Befund?

- Eröffnung der Fruchtblase, keine FBA, da sich die Herztöne nun erholen werden (**239**)
- Eröffnung der Fruchtblase und FBA (**444**)
- keine FBA, da eine erhebliche Gefahr eines Nabelschnurvorfalls besteht (**427**)

**120** Die adipöse Patientin mit den falsch positiven Blutdruckwerten heißt nicht von Braun. Sie erinnern sich an eine Fernsehsendung: Es wurden Methoden dargestellt, wie man sich Namen leichter merken kann. Die etwas adipöse Patientin haben Sie mit etwas in Verbindung gebracht; daher wissen Sie ganz genau, dass die Patientin Frau Kohl heißt. Doch wer ist Frau von Braun?

Zurück zur **376**.

**121** Die Patientin erhält gerade eine Eklampsie-Prophylaxe mit Magnesium. Magnesium wird hierbei intravenös – mit einer Initialdosis von 4–6 g und einer Erhaltungsdosis von 1 g/h – appliziert. Magnesium kann intravenös verabreicht erhebliche Nebenwirkungen haben! Die Patientin muss daher intensiv überwacht werden: Eine Kontrolle des Reflexstatus (Patellarsehnenreflex), der Atemfrequenz und der Nierenfunktion sind wichtig!

Der Patellarsehnenreflex ist unauffällig, d. h. er ist noch auslösbar und die Erregbarkeit nicht erhöht. Die Atemfrequenz ist unauffällig und die Niere scheint auch gut auszuscheiden. Frau von Braun wird von Ihnen nochmals angehalten, sich bei Auffälligkeiten umgehend zu melden. Sie verlassen das Zimmer und visitieren die letzten beiden.

Geschafft – jetzt ist der Dienst bald rum und Sie werden abgelöst.

Weiter zur **421**.

Die Aufgabe der Kontrollen ist das Erkennen eines Amnioninfektionssyndroms. Zu den Zeichen dieser Komplikation gehören eine Temperaturerhöhung (> 38 °C axillär), eine mütterliche Tachykardie (> 100 Schläge pro Minute [Spm]), eine fetale Tachykardie (> 160 Spm), ein druckschmerzhafter Uterus, eine zunehmende Wehentätigkeit, übel riechendes Fruchtwasser, eine Leukozytose (> 15 000/µl) sowie ein serieller Anstieg des CRPs (C-reaktives Protein). Bei einem manifesten Amnioninfektionssyndrom muss die Schwangerschaft beendet werden. **122**

Eine digitale vaginale Untersuchung und ein transvaginaler Ultraschall bei „vorzeitigem Blasensprung" sind relativ kontraindiziert, da diese ein Amninfektionssyndrom nachweislich begünstigen.

Die Patientin versteht jetzt auch, warum sie das Antibiotikum erhält. Sie bedankt sich, und auf Ihre Nachfrage gibt sie an, dass sie keine weiteren Fragen hat.

Weiter zur **200**.

Die Ultraschalluntersuchung ist unauffällig. Sie können den Befund eines eher klein geschätzten Kindes bestätigen. Ihr Schätzgewicht ist ca. 2900 g. Das Kind befindet sich in Schädellage, die Plazenta an der Hinterwand und auch die Fruchtwassermenge sind unauffällig. Während Sie der Patientin ein Tuch zum Abwischen des Gels reichen, möchte Suse wissen, ob es sich hierbei um eine Übertragung handelt. **123**

- Ja, es ist eine Übertragung. (**267**)
- Nein, es ist eine Frühgeburt. (**25**)
- Nein, es ist etwas Anderes. (**74**)

Bei einer Placenta praevia ist das Risiko für eine Frühgeburt erhöht. **124**

Zurück zu den Optionen von **51**. Wenn Sie bereits 5 Risikofaktoren erkannt haben, gehen Sie weiter zur **378**.

Eine Abruptio placentae, also eine Plazentalösung, ist eine dramatische Notfallsituation, die in unterschiedlichen Situationen auftreten kann. Möglich ist sie durch ein abdominales Trauma (z. B. Autoauffahrunfall), einen vorzeitigen Blasensprung, nach Geburt des ersten Zwillings, im Rahmen einer hypertensiven Schwangerschaftserkrankung oder spontan ohne erkennbare Ursache. **125**

Hierbei kommt es zu einer Blutung im Bereich der uteroplazentaren Haftfläche mit Bildung eines retroplazentaren Hämatoms bei zentraler Lösung oder eine Blutung nach außen bei randständiger Lösung.

Die Folgen stehen im unmittelbaren Zusammenhang mit der betroffenen Plazentafläche, da dieser Anteil nicht mehr am Austausch teilnimmt. So kann bereits eine Ablösung der Hälfte der Plazenta zur Hypoxie des Fetus und intrauterinen Fruchttod führen. Bei einer Ablösung von zwei Dritteln oder mehr kann es auch zur lebensbedrohlichen Blutung für die Mutter kommen.

Im aktuellen Fall liefert die Anamnese nicht unbedingt die typischen Hinweise für eine Plazentalösung; jedoch sollte man diese Diagnose differenzialdiagnostisch immer im Hinterkopf behalten. Eine sonografische Kontrolle der Plazenta und des fetalen Zustands kann eine Plazentalösung mit großer Wahrscheinlichkeit ausschließen.

Wenn Sie noch einmal über eine andere Differenzialdiagnose nachdenken wollen, gehen Sie zurück zur **431**, sonst führen Sie bei **308** nun eine klinische Untersuchung durch.

**126** Die gesuchte Zahl ist bei diesen Zahlen nicht dabei!

Gehen Sie weiter zur **309** oder, wenn Sie es nochmals versuchen möchten, zurück zur **187**.

**127** Beim HELLP-Syndrom handelt es sich um eine kompliziertere Variante der Präeklampsie. Die beschriebenen Symptome beruhen auf einer Leberfunktionsstörung mit massiven, meist ausstrahlenden Schmerzen vor allem im rechten Oberbauch (Leberkapselspannung!).

Begleitend können auch unspezifische Symptome wie Übelkeit, Erbrechen oder Durchfall vorhanden sein; eventuell kann sich auch ein Schocksyndrom als Folge einer DIC („disseminated intravascular coagulation"), der Ruptur eines subkapsulären Leberhämatoms, eines akuten Nierenversagens, eines Lungenödems oder einer Hirnblutung entwickeln.

Weiter bei **40**.

**128** Da HELLP-Syndrom für Hämolyse, erhöhte Leberwerte und eine Thrombozytopenie steht, sollten auch die entsprechenden Parameter abgenommen werden. Hämoglobin ist kein guter Parameter, um eine Hämolyse abzuklären.

Sie verlieren 2 Kompetenzpunkte und gehen zurück zu den Optionen von **44**.

Sie haben eine vaginale Untersuchung durchgeführt und sagen zu Katrin: „Bin ganz deiner Meinung, das Kind ist schon recht weit unten, daher sollten wir eine Saugglockenentbindung machen." **129**

Frau Meier ist einerseits froh, dass es dem Ende zu geht, andererseits wirkt sie nun erst recht angespannt.

„Wir bereiten alles vor und dann holen wir das Kind raus."

„Willst du noch deinen Oberarzt dazu holen", fragt Katrin.

- „Nein." (**501**)
- „Nein, er will nicht dazukommen." (**297**)
- „Natürlich, er ist schon unterwegs." (**274**)
- „Ja, ich rufe ihn gleich an." (**142**)

Nein: Tokolytika sollten in der klinischen Routine nicht kombiniert werden! Zwar erhöht die Kombination von Nifedipin und Magnesium i.v. gemäß aktueller AWMF-Leitlinie „Hypertensive Schwangerschaftserkrankungen" die magnesiumbedingten Nebenwirkungen nicht, trotzdem sind Kombinationen von Tokolytika ungenügend untersucht und ihre Nebenwirkungen unabsehbar. Zudem sind in der Schwangerschaft die Pharmakokinetik und -dynamik meist unbekannt. **130**

Sie verlieren 4 Kompetenzpunkte; gehen Sie zurück zur **73**.

„So, das war's", sagen Sie zur Patientin, der Sie gerade einen neuen Zugang verpasst haben. Mit so was wird man leider nicht zum Liebling – aber was muss, das muss. **131**

In Zukunft müssen Sie alles etwas besser organisieren, versuchen Sie sich einzuhämmern. Sie haben das Gefühl, dass Sie nicht immer die Zügel in der Hand halten. Aber ist jetzt auch egal.

„Ich gehe wieder runter in den Kreißsaal", sagen Sie zu Anja.

„Schönen Abend noch", entgegnet sie Ihnen.

Sie drücken den Knopf des Aufzugs. Die Tür geht auf und Suse steht Ihnen gegenüber. „Das ist Timing. Komm ich zeig dir noch dein Zimmer."

Weiter bei **527**.

Die Kreißsaal-Tür öffnet sich, nachdem Sie den Türcode eingegeben haben. Auf dem Weg in die Zentrale bestätigt sich Ihre Vermutung: Es ist deutlich voller geworden. Im CTG-Raum liegen mindestens 2 Patientinnen und vor dem Ultraschallraum sitzt auch schon jemand. Das ist immer ein Zeichen, dass die Arbeit des Arztes gefordert ist. Sie betreten die Kreißsaal-Zentrale. **132**

„Das nenne ich mal Timing! Wollte Dich gerade anrufen", sagt Barbara zu Ihnen. „Wir haben 3 Frauen reingelassen. Zwei sind noch am CTG, aber eine ist schon fertig und wartet auf Dich."

„Und um was geht es?", fragen Sie nur minimal genervt.

„Ach, das wird dir gefallen: Sie kommt mit einer Überweisung zur Geburtsplanung bei Geminigravidität!"

„Wie bitte? Heute im Dienst?"

Ihr minimal genervter Zustand geht nun schlagartig in einen deutlich genervten über. Barbara erklärt Ihnen, dass die Patientin die Überweisung schon seit ein paar Tagen hätte, aber da habe es ihr nicht so gepasst. Und heute müsse man ja auch nicht so lange warten. Dieses Verhalten ärgert Sie schon seit Längerem, doch das scheint ein allgemeines Problem zu sein. Da es an der Tatsache nun auch nichts ändert, nehmen Sie die Akte und gehen zur wartenden Patientin vor dem Ultraschallzimmer. Sie begrüßen die Patientin professionell freundlich und bitten Sie hinein. Sie nehmen sich den Mutterpass und beginnen ihn durchzublättern.

Wonach muss man bei Geminigraviditäten schauen?

- Liegt eine Eineiigkeit oder eine Zweieiigkeit vor? (**228**)
- Wie sind die Chorionverhältnisse? (**205**)
- Wie sind die Amnionverhältnisse? (**154**)
- Wie sind die Geschlechter der Kinder? (**108**)

**133** Wie würden Sie es nun bewerten?

- normal (**99**)
- suspekt (**553**)

**134** Ein HELLP-Syndrom ist ebenfalls eine gefürchtete Komplikation. Dies sind jedoch nicht die klassischen Symptome.

Sie verlieren 2 Kompetenzpunkte und gehen zurück zur **230**.

**135** Entzündungen wie eine Kolpitis können über die Bildung von Uterotonika und Proteasen, die das Amnion und Zervixstroma schwächen, das Frühgeburtsrisiko erhöhen.

Zurück zu den Optionen von **51**. Wenn Sie bereits 5 Risikofaktoren erkannt haben, gehen Sie weiter zur **378**.

**136** Als Sie Ihren Kugelschreiber wieder in die Kitteltasche schieben, kommt Suse mit einem kleinen Stapel Papier durch die Tür. „Ich habe es ausgedruckt. Und die Leitlinie ‚Intrauterine Wachstumsrestriktion' gleich mit.

Schau mal, was da über Terminkorrektur steht ...“ Sie zeigt auf einen Abschnitt, der bereits mit einem gelben Textmarker gekennzeichnet wurde: „Das (anamnestische) Gestationsalter soll mit der Messung der Scheitel-Steiß-Länge in der Frühschwangerschaft überprüft und ab einer Diskrepanz von 7 Tagen korrigiert werden.“ Im aktuellen Fall lohnt sich diese Terminkorrektur also! Das Ändern des Gestationsalters hat auch therapeutische Konsequenzen; wenn Sie daher den Termin vorhin nicht geändert haben, verlieren Sie 10 Kompetenzpunkte!

Währenddessen markiert Suse fleißig in ihrem neuen Lesematerial verschiedene Textpassagen. „Und? Was hast du noch markiert?“

„Hier steht drin, dass ein Zervix- und Vaginalabstrich nativ und mikrobiologisch abgenommen werden muss. Nur bei Patientinnen mit Blasensprung, die nach 37+0 SSW mit zervixwirksamer Wehentätigkeit aufgenommen werden, kann auf einen Abstrich verzichtet werden.“

Sie denken:

- „Alles klar, wurde durchgeführt.“
- „Mist, das war falsch. Dann muss ich es nach dem CTG noch machen.“

Sie verlieren 5 Kompetenzpunkte.

Weiter geht’s zur **403**.

Eine Präeklampsie ist eine Erkrankung, die nicht kausal therapiert werden kann. Die Indikation zur Entbindung ist oft eine schwierige Entscheidung. Eine Entbindung aus maternaler Sicht richtet sich nach dem maternalen Zustand. Ein konservatives Vorgehen – mit dem Ziel einer Senkung der neonatalen Morbidität und Mortalität – ist bei einem Gestationsalter < 34+0 SSW grundsätzlich möglich. **137**

Die Notwendigkeit einer sofortigen Entbindung richtet sich nach den mütterlichen und fetalen Indikationen der schweren Präeklampsie. Laut AWMF-Leitlinie sollte eine Schwangerschaftsbeendigung „insbesondere bei assoziierter, schwerer oder therapierefraktärer Präeklampsie, disseminierter intravasaler Gerinnung, schwerer Niereninsuffizienz und Lungenödem erfolgen“.

Im aktuellen Fall hat die Patientin noch keine Therapie erhalten; dies sollte in ihrem noch stabilen klinischen Zustand favorisiert werden. Des Weiteren ist eine Geburtseinleitung mit 32+1 SSW kritisch: Durch einen unreifen Zervixbefund sind die Erfolgsaussichten niedrig.

Sie verlieren 5 Kompetenzpunkte. Zurück zur **415**.

Welche apparative Diagnostik wollen Sie durchführen? **138**

- Röntgen-Thorax zum Ausschluss einer Lungenembolie (**450**)
- vaginaler Abstrich (**343**)
- Urin-Stix zum Ausschluss einer Harnwegsinfektion (**246**)
- Mamma-Sonografie. Sie bitten Suse, das entsprechende Gerät zu holen (**488**)

**139** Sie werden kreidebleich und sagen nur, dass Sie das gerne den Oberarzt anschauen lassen würden. Sie rufen Dr. Schmuse, der auch umgehend im Kreißsaal ist. Seine Atemfrequenz weist darauf hin, dass er nicht gemütlich zu Ihnen geschlendert ist. Sie zeigen ihm das CTG und sagen, dass es pathologisch ist.

Jetzt wird auch Oberarzt Dr. Schmuse bleich! Allerdings erschrickt er angesichts ihrer Fehleinschätzung. Er beruhigt die Patientin: „Es ist alles in bester Ordnung, das CTG ist hervorragend." Damit verlässt Dr. Schmuse den Raum.

Ihre blässliche Gesichtsfarbe ändert wiederum ihr Kolorit in ein beschämtes Rot. Sie verlieren 10 Kompetenzpunkte.

Sie werfen noch einen kurzen Blick in die Akte und sehen den Untersuchungsbefund der Hebamme: „Portio mediosakral, 1 cm, weich, Muttermund ca. 5 cm, VT (vorangehendes Kindsteil) fest im Beckeneingang".

Weiter zur **232**.

**140** „FEHLER. Die angeforderte Seite konnte auf diesem Server nicht gefunden werden." So oder so ähnlich wird es ausschauen, wenn versucht wird, diese Seite aufzurufen. Versuchen Sie es mal mit www.embryotox.de, „da wird Ihnen geholfen".

Weiter zur **26**.

**141** Der Fruchtblasenstatus wird beim Bishop-Score nicht abgefragt. Zu den 5 Kriterien, die bewertet werden, gehören Portiolage, Portiolänge, Portiokonsistenz, Muttermundöffnung und Höhenstand.

Mittlerweile gibt es zahlreiche Modifizierungen dieses Punktesystems. Einen modifizierten Bishop-Score finden Sie in Tabelle 2 auf Seite 131.

Sie verlieren 1 Kompetenzpunkt; lesen Sie weiter bei **431**.

**142** Sie gehen kurz darauf in die Kreißsaal-Zentrale. Sie nehmen den Hörer ab und wählen die entsprechende Nummer. Die diensthabenden Oberärzte haben keinen Pager, sondern ein Handy, sodass auch gleich ein „Schmuse“ erklingt. Hierbei zieht er das „u“ in die Länge, sodass es einen meditativen Unterton erhält. Sie erklären ihm die Situation.

„Okay, ich komme sofort in den Kreißsaal.“ Kurz darauf ist er da und schaut mit Ihnen das CTG an. „Gut, gehen wir zur Patientin“, meint er nach einem kurzen Blick. Auch er möchte nochmals eine Untersuchung durchführen und stellt daraufhin die Indikation zur Vakuumextraktion (VE).

„Bereiten sie bitte alles vor“, sagt er zu Katrin.

Übrigens, Sie bekommen 10 Punkte abgezogen, wenn Sie nicht daran gedacht hätten, den Oberarzt in so einer Situation hinzuzuziehen. Die Indikation ist durch einen Facharzt zu stellen!

Weiter bei **10**.

Die Bereitstellung von Blutprodukten ist eine wichtige Maßnahme, wenn der Verdacht auf eine relevante Blutung vorliegt. Viele Ursachen sind jedoch einfach zu beheben und sollten zuallererst ausgeschlossen werden. **143**

Gehen Sie zurück zu den Optionen von **392**; wenn Sie bereits 5 wichtige Punkte durchgeführt haben, geht’s weiter zur **182**.

Bei dieser Laborkonstellation liegen u.a. erhöhte Leberwerte vor. Es ist aber kein HELLP-Syndrom. Trotzdem hätten Sie den erhöhten Leberwerten nachgehen müssen. **144**

Sie verlieren 2 Kompetenzpunkte und gehen zurück zu den Optionen von **439**.

„Wieso fragen Sie?“ **145**

„Ach, da hat mich eben nur der betreuende Frauenarzt angerufen. Der hatte anscheinend einen Anruf von Frau Graf auf seiner Mailbox – und war nun etwas besorgt. Gut, dann weiß ich Bescheid. Gehen Sie jetzt zur Übergabe in den Kreißsaal? Ich komme gleich nach“, sprach er und verschwand.

Sie drücken den Knopf und nach ein paar Sekunden ist der Aufzug da. Sie betreten den Kreißsaal und treffen auf das Team, das Sie gestern begrüßt hat. Heide und Barbara wuseln schon wieder in den Gängen herum und der gynäkologische Dienst übergibt sich in umgekehrter Reihenfolge. Und da ist auch Ihr Kollege. Die Augenringe sind verschwunden; viel fitter sieht er aber nicht aus.

„Sag mal: Das ist doch eine Frechheit! Arbeitest du eigentlich auch was?“, raunt er Sie an. „Nur eine Geburt! Das gibt’s doch nicht ...“ und schüttelt den gesenkten Kopf.

Gut, er hatte in seinem letzten Dienst deutlich mehr zu ackern, das ist schon richtig. Aber so richtig langweilig war es Ihnen auch nicht. Sie haben nicht den Eindruck, dass es ein „ruhiger" Dienst war. Auch egal, es ist besser, keine großen Erklärungen abzugeben.

Sie geben ihm den Pager: Endlich frei! Und informieren ihn noch darüber, was er zu wissen hat. Dr. Schmuse ist mittlerweile eingetroffen und reicht seinen Pager seinem nachfolgenden Oberarzt-Kollegen.

Die Übergabe ist vorbei: Sie sind schnell in Ihrem Zimmer, sind schnell umgezogen und schnell haben Sie die Türklinke nach draußen in der Hand. Ein Druck nach unten und ... Sonne! Licht! Gute Laune!

Sie haben es geschafft! Ihr erster Dienst ist rum. Sie haben es tatsächlich geschafft!

ENDE

**146** Stimmt, dieser Befund ist pathologisch! Es zeigt sich ein bilaterales Notching. Als Notching bezeichnet man eine Einkerbung zwischen Diastole und Systole. Wenn so ein Befund nach der 24. SSW vorliegt, kann dies – muss aber nicht – u.a. ein Hinweis auf eine (drohende) hypertensive Erkrankung in der Schwangerschaft sein. Gemäß der neuen Leitlinien-Empfehlung gilt die Darstellung des „Notching" der Aa. uterinae als ein unzuverlässiges Zeichen, dessen Fehlerquote aufgrund der subjektiven Beurteilung hoch ist. Deshalb sollte der mittlere Pulsatilitäts-Index bestimmt werden.

Sie gehen weiter zur **326**.

**147** Nifedipin, der Wirkstoff von Adalat, ist ein Arzneistoff aus der Gruppe der Kalziumantagonisten und wird hauptsächlich zur Behandlung der arteriellen Hypertonie eingesetzt. Ein Einsatz als Wehenhemmer ist zwar auch möglich, aber nicht intravenös! Sie verlieren 3 Kompetenzpunkte.

Wenn Sie Adalat p.o. einsetzen wollen, gehen Sie zur **513**, sonst zurück zu den Optionen von **73**.

**148** Weiter zur **136**.

**149** Fast, aber nur fast! Die Hypertonie ist kein Bestandteil des Akronyms HELLP.

Gehen Sie zurück zur **329** und versuchen es noch einmal. Vergessen Sie aber nicht, sich davor 2 Kompetenzpunkte abzuziehen.

„Na ja, ich weiß nicht so recht", meint Barbara. „Ich habe da irgendwie ein komisches Gefühl. Willst du nicht eine FBA (= fetale Blutgasanalyse; früher als Mikroblutuntersuchung bezeichnet) machen?" **150**

Wenn Sie so darüber nachdenken, klingt die Idee gar nicht so schlecht. Ist toll, wenn man Leute um sich hat, die mitdenken. Da Sie sich aber nicht darauf verlassen sollten, dass Sie immer so gute Kollegen haben, bekommen Sie 2 Kompetenzpunkte abgezogen.

Weiter geht's bei **119**.

Die typischen Zeichen eines HELLP-Syndroms wurden bereits erörtert. Hierzu gehört vor allem der rechtsseitige Oberbauchschmerz. **151**

Sie verlieren 3 Kompetenzpunkte und gehen zurück zu den Optionen von **342**.

Ältere Schwangere (> 40 Jahre) haben ein höheres Risiko für eine Frühgeburt. **152**

Zurück zu den Optionen von **51**. Wenn Sie bereits 5 Risikofaktoren erkannt haben, gehen Sie weiter zur **378**.

Der Apgar-Score wurde 1952 von Virginia Apgar (1909–1974) – einer amerikanischen Chirurgin und Anästhesistin – entwickelt. Virginia Apgar erkannte aufgrund ihrer Erfahrungen und Beobachtungen in der Anästhesie und Geburtshilfe, dass das Leben vieler Neugeborener gerettet werden könnte, wenn man sie sofort nach der Geburt untersuchen und behandeln würde. Mithilfe eines standardisierten Vorgehens werden postpartal 5 Komponenten beurteilt: Herzfrequenz, Atemanstrengung, Reflexauslösbarkeit, Muskeltonus und Hautfarbe (Abbildung 3). **153**

Der Apgar-Wert wird heute 1, 5 und 10 Minuten nach der Geburt bestimmt. Für die Merkmale werden jeweils 0 Punkte (Merkmale fehlen), 1 Punkt (Merkmale nicht ausgeprägt) oder 2 Punkte (Merkmale gut vorhanden) vergeben und dokumentiert. Die maximal erreichbare Punktzahl ist demnach 10. Eine Punktzahl von 9 oder 10 gelten als optimal, während Wertungen zwischen 5 und 8 auf gefährdete Neugeborene hinweisen. Bei einer Punktzahl unter 5 ist das Neugeborene akut lebensgefährdet.

Apgar ist somit ein Eponym und kein Akronym. Zur Erleichterung führte der Kinderarzt Joseph Butterfield 1963 einen Merkspruch ein, indem er aus dem Eponym Apgar ein Akronym für Appearance (Hautfarbe), Pulse (Herzfrequenz), Grimace (Reflexauslösbarkeit), Activity (Muskel-

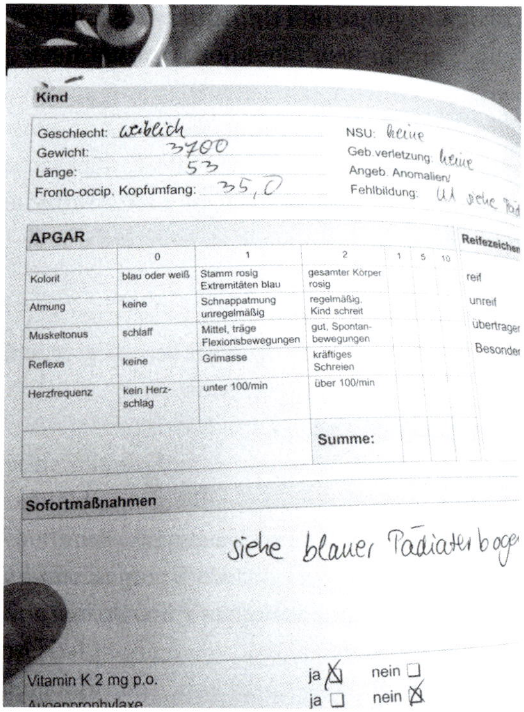


**Abbildung 3:** Welchen Apgar-Wert wollen Sie vergeben? (**153**)

tonus) und Respiration (Atmung) bildete. Häufig ist auch eine Abwandlung dessen mit: Atmung, Puls, Grundtonus, Aussehen und Reflexe.

Warum man das wissen sollte? Es ist nie verkehrt, wenn man weiß, was bestimmte Abkürzungen bedeuten. Hierzu eine kleine Geschichte aus dem echten Leben – aufgeschnappt in einem Zug: Es unterhalten sich Freund und Freundin. Er erzählt von seiner Mutter, die immer dachte, dass die Abkürzung LOL „lots of love" bedeutet. Die Wahrheit erfuhr sie erst, nachdem sie ihrem Sohn folgende SMS geschrieben hatte: „Oma ist gestorben. LOL."

Weiter bei **334**.

**154** Die Amnionverhältnisse sind auch wichtig – bei monochorialen (nur eine Chorionanlage) Schwangerschaften. Hier kann das Amnion – die innere Eihaut – separat angelegt sein (diamnial) oder beide Gemini umfassen (monoamnial). Es überwiegen solche mit 2 Amnionhöhlen (monochorial-diamnial) gegenüber den selteneren monochorial-monoamnialen Gemini. Die monoamnialen Gemini sind durch Nabelschnurkomplikationen – Verknotung der beiden Nabelschnüre – und die daraus resultierenden intrauterinen Fruchttode gefährdet. Bei monoamnialen Zwillingen sollte eine primäre Schnittentbindung erfolgen. Bei dichorialen Geminigraviditäten liegen stets diamniale Verhältnisse vor. Schon verwirrt?

Bevor Sie also nach dem Amnion schauen, sollten Sie Ihren Blick auf etwas anderes fokussieren.

Sie verlieren 2 Kompetenzpunkte und gehen zurück zur **132**.

Das Legen eines Venenverweilkatheters ist sehr wichtig, weil die Trans- **155**
fusion von Flüssigkeit oder Medikamenten dadurch ermöglicht wird. Im Idealfall legt man mehrere großlumige Zugänge an beiden Extremitäten.

Gehen Sie zurück zu den Optionen von **392**; wenn Sie bereits 5 wichtige Punkte durchgeführt haben, geht's weiter zur **182**.

Bei einer Eklampsie handelt es sich um einen – im Rahmen einer Prä- **156**
klampsie auftretenden – tonisch-klonischen Krampfanfall, der keiner anderen Ursache zugeordnet werden kann. Man muss jedoch wachsam sein, denn nur in etwa 50 % ist die Eklampsie mit einer schweren Hypertonie assoziiert. Sie kann selbst bei fehlender Hypertonie (z. B. in Verbindung mit einer Proteinurie bei rascher Gewichtszunahme [> 1 kg/Woche] oder Gesichtsödem) oder bei fehlender Proteinurie auftreten (in 14–34 % der Fälle).

Weiter bei **60**.

Die „Heultage" werden auch „maternity blues" oder „baby blues" ge- **157**
nannt und kommen meist in den ersten 72 Stunden (bis zum 10. Tag) nach Geburt vor. Die Symptome reichen von Müdigkeit, Schlaflosigkeit, Kopfschmerzen, Tendenz zum Weinen, Konzentrationsschwäche bis zur milden depressiven Verstimmung und Ängstlichkeit. Vermutlich ist dies bedingt durch die hormonellen Belastungen während der Schwangerschaft und dem Hormonentzug nach der Entbindung – unter Berücksichtigung einer individuellen Prädisposition. Ein rascher Abbau des Progesteronspiegels wird u. a. vermutet. Dieses Krankheitsbild liegt in diesem Fall jedoch nicht vor.

Sie verlieren 10 Kompetenzpunkte und gehen zurück zur **55**.

Das ist nicht die richtige Definiton. Und es ist ganz entscheidend, diese zu **158**
kennen! Wehentätigkeit ist definiert als „schmerzhafte, palpable, länger als 30 Sekunden dauernde Kontraktionen, die häufiger als viermal pro 20 Minuten auftreten".

Sie verlieren 5 Kompetenzpunkte. Lesen Sie weiter bei **51**.

159 Sämtliche genannten Methoden können während der Geburt eingesetzt werden.

Die Periduralanästhesie ist hierbei am weitesten verbreitet. Über einen Katheter wird ein schmerzstillendes Medikament in den Periduralraum (Raum zwischen dem inneren und äußeren Blatt der harten Rückenmarkshaut [Dura mater]) eingebracht (Wirkungseintritt nach etwa 15–20 Minuten). Im Verlauf der Geburt kann das Medikament über den liegenden Katheter nach Bedarf erneut gegeben werden. Wenn ein Kaiserschnitt notwendig wird, kann die Dosis angepasst und somit Schmerzfreiheit erzeugt werden.

Bei der Spinalanästhesie wird das Anästhetikum direkt in den Hirnwasserraum (Subarachnoidalraum, Liquorraum) gespritzt, und die Nadel danach wieder entfernt. Vorteilhaft ist der schnelle Wirkungseintritt. Spinalanästhesien werden vor allem im Rahmen eines Kaiserschnitts durchgeführt. Die Mutter bleibt bei Bewusstsein und kann so ihr Kind hören und sofort in Empfang nehmen.

Methoden, die nicht in allen Kliniken angewendet werden, weil sie nicht bzw. nicht mehr so verbreitet sind, sind die Pudendusblockade (Spritzen eines Betäubungsmittels in den Bereich des N. pudendus in der Nähe des Sitzhöckers) und die Gabe von Lachgas (Distickstoffmonoxid über eine Atemmaske).

„Okay, sieht also ganz danach aus, dass mir prinzipiell genug Alternativen zur Verfügung stehen", sagt Frau Meier und lächelt dabei. „Im Moment brauche ich aber nichts. Es geht noch."

„Gut, geben sie einfach Bescheid, wenn sie etwas benötigen. Meine junge Kollegin wird Ihnen noch eine Nadel legen und Blut abnehmen."

„Ich habe wunderbare Venen, da freuen sich immer alle", grinst sie und krempelt schon ihren Ärmel hoch.

Sie gehen zu Barbara, die die Patientin betreut und bringen sie auf den neuesten Stand.

„Ich werde sie dann mal fragen, was sie machen möchte. Vielleicht möchte sie ja ein Bad?", meint Barbara daraufhin.

„Das ist eine gute Idee. Suse legt ihr gerade noch eine Nadel. Kannst du sie dann mitnehmen."

„Bin schon fertig", sagt Suse, die gerade um die Ecke kommt und stolz die gefüllten Blutröhrchen in die Luft hält. Sie gibt diese Barbara und wäscht sich die Hände. Die Hände sind noch nicht ganz abgetrocknet, als sie schon wieder ausholt: „Darf ich dich mal was fragen?"

„Aber natürlich Suse", hören Sie sich auch schon sagen.

„Was ich noch nicht versteh', ist ... wann weißt du, dass eine Geburt begonnen hat?"

Ist eigentlich gar keine dumme Frage. Wann weiß man, dass eine Geburt begonnen hat?

- Wenn eine Frau am Termin mit Wehen kommt. (**53**)
- Wenn eine Frau Wehen hat, die zum Blasensprung führen. (**80**)
- Wenn eine Frau Wehen hat, die zur Eröffnung des Muttermunds führen. (**252**)

Bromthymolblau ist ein pH-Indikator, der den pH-Wert anhand eines Ver- **160**
gleichs mit einer Farbskala anzeigt. Fruchtwasser ist alkalisch und zeigt so einen Farbumschlag nach blau. Dieser Nachweis wird oft an Vorlagen, die bei Flüssigkeitsverlust der Patientin gegeben werden, durchgeführt. Die Bromthymol-Lösung wird aber nicht in die Scheide gegeben! Als Sie Barbara, die gerade ins Zimmer kommt, nach Bromthymolblau fragen, meint diese nach einem Blick auf die abgehende Flüssigkeit, dass dies ja wohl nicht mehr nötig sei. Meist – in 90 % der Fälle – kann man einen Blasensprung klinisch nachweisen.

Sie kommen mit einem blauen Auge (um in der Farbensprache zu verweilen) davon, ziehen sich 2 Kompetenzpunkte ab und gehen zur **47**.

Nein – Makrolide dürfen, wenn das Keimspektrum es erfordert oder eine **161**
Penicillinallergie vorliegt, in der Schwangerschaft verwendet werden. Aufgrund seiner Hepatotoxizität sollte jedoch das Erythromycinestolat im 2. und 3. Trimenon nicht gegeben werden. Bei Toxoplasmose im 1. Trimenon ist Spiramycin Mittel der Wahl.

Sie verlieren 2 Kompetenzpunkte und gehen zurück zur **54**.

Während Sie im Aufzug sind und sich gedanklich auf die Visite vorberei- **162**
ten, ertönt ein „PIEEEP, PIEEEP" und durchdringt Ihr Rückenmark: der Pager! Ein Blick auf das Display und Sie erkennen die Nummer des Kreißsaals. Das geht ja gut los. Auf der Station angekommen wählen Sie die Nummer. Sie vernehmen Barbaras zarte Stimme:

„Sag mal: Wo bist Du denn hin? Es ist gerade ein ‚Zugang' gekommen!"

„Sorry, aber ich bin auf der Station zur Visite", antworten Sie.

Sie verständigen sich darauf, dass Sie, wenn das CTG fertig geschrieben wurde, nochmals informiert werden und so lange Visite machen.

Weiter zur **243**.

**163** Es gibt mittlerweile verschiedene modifizierte Versionen des Bishop-Scores; grundsätzlich werden jedoch 5 Kriterien abgefragt: Portiolage, Portiolänge, Portiokonsistenz, Muttermundöffnung und Höhenstand. Einen modifizierten Bishop-Score finden Sie in Tabelle 2 auf Seite 131.

Lesen Sie weiter bei **431**.

**164** Das Erkennen von Wochenbetterkrankungen wie Infektionen und Störungen der Uterusrückbildung sollte stets im Fokus der Wochenbettvisite sein. Die Kontrolle von Temperatur, Fundusstand, Hämoglobin-Wert und Lochialfluss ist daher notwendig.

Weiter zur **173**.

**165** Ja, es gibt so viele schöne Schemata. Das gesuchte Schema befindet sich aber in der Liste. Kurzum: 2 Kompetenzpunkte weniger, zurück zur **550** und noch ein Versuch.

**166** Engmaschige Blutdruckmessungen und eine Laborkontrolle sind wichtige Untersuchungen. Da der Urinbefund bei der Aufnahmeuntersuchung auffällig war, sollte dieser noch abgeklärt werden. Eine Urinkultur ist vor allem zum Ausschluss einer Harnwegsinfektion respektive einer asymptomatischen Bakteriurie in der Schwangerschaft wichtig. Bei den hypertensiven Schwangerschaftserkrankungen sollte eine andere diagnostische Urinuntersuchung durchgeführt werden.

Sie verlieren 2 Kompetenzpunkte und gehen zurück zur **347**.

**167** Schmerzen im linken Oberbauch sind nicht das klassische Symptom eines HELLP-Syndroms! Die Kenntnis hierüber ist ausgesprochen wichtig und muss sitzen. Da Sie dies bereits bei Frau von Braun wissen mussten, werden Ihnen 10 Kompetenzpunkte abgezogen.

Zurück zu den Optionen von **515** mit einem erneuten Versuch. Wenn dies bereits Ihr zweiter, dritter oder vierter Versuch sein sollte, ziehen Sie sich nicht 10, sondern nur weitere 4 Kompetenzpunkte ab.

**168** Ein Bolus von 10 IE intravenös ist eindeutig zu viel! Oxytocin kann erhebliche Nebenwirkungen haben: Reflextachykardie, Erhöhung des Herzminutenvolumens und ein vorübergehender Abfall des arteriellen Blutdrucks. Bei mütterlicher Hypotension und kardiovaskulärer Belastung wurden schon Myokardinfarkte und Todesfälle beschrieben. Häufige

Nebenwirkungen sind u.a. Übelkeit, Erbrechen, Kopf- und Brustschmerzen; diese treten vor allem bei der Bolusgabe auf.

Sie verlieren 2 Kompetenzpunkte und gehen weiter zur **37**.

Von einer asymptomatischen Bakteriurie sind 2–7% aller Schwangerschaften betroffen. Eine akute Zystitis (1–2%) und eine akute Pyelonephritis (1–1,5%) sind seltener. **169**

Die asymptomatische Bakteriurie erhöht das Risiko für eine Pyelonephritis, für eine Frühgeburt und wird mit intrauteriner Wachstumsrestrikiton und Präeklampsie in Verbindung gebracht. Das Problem sind die fehlenden Symptome; bei einer Zystitis und Pyelonephritis kommen die Schwangeren aufgrund der Symptome. Bei Verdacht auf eine asymptomatische Bakteriurie ist daher eine frühzeitige Abklärung per Urinkultur und bei Bestätigung eine antibiotische Therapie (nach Antibiogramm) indiziert.

Zurück zu den Optionen von **51**. Wenn Sie bereits 5 Risikofaktoren erkannt haben, gehen Sie weiter zur **378**.

„Sehr gut, habe auch ein komisches Gefühl bei der Sache. Wenn du der Patientin gesagt hast, was du machen willst, werde ich dir alles vorbereiten." **170**

Sie nicken, doch bevor Sie sich auf den Weg machen können, ertönt schon eine bekannte Stimme: „Warum machen wir das nun?"

Machen Sie sich kurz Ihre Gedanken darüber und gehen dann zur **119**.

Es liegen rezidivierende Blutdruckwerte ≥ 150/110 mmHg mit aktuellen Werten um die 180/120 mmHg vor. Es besteht heute ein genereller Konsens, dass eine antihypertensive Therapie aus mütterlicher Indikation bei ≥ 150/110 mmHg erforderlich ist. Es ist gut möglich, dass durch die Therapie die Symptomatik (Kopfschmerzen und Sehstörungen) besser wird. Ebenso kann es zu einer Verstärkung der Kopfschmerzen – als Nebenwirkung der Antihypertensiva – kommen. **171**

Die Patientin zeigt zudem Prodromalsymptome einer drohenden Eklampsie. Eine Eklampsieprophylaxe ist somit eine sichere Option.

Weiter zur **278**.

Sie erklären Ihrer Patientin, dass das erste Ziel die Komplettierung der ACS-Gabe (antenatale Kortikosteroidgabe) ist. Währenddessen wird engmaschig kontrolliert. „Was genau kontrollieren Sie denn?", will sie von Ihnen wissen. **172**

- engmaschige vaginale Untersuchungen zum Ausschluss eines Geburtsfortschrittes (und ggf. Vorfall), Temperaturmessungen, CTG, Labor (**373**)
- keine vaginalen Untersuchungen, aber Temperaturmessungen, CTG, Labor (**122**)
- engmaschige transvaginale Sonografiekontrollen, Temperaturmessungen, CTG, Labor (**324**)

**173** Ein lautes „PIEEEP, PIEEEP" durchdringt Ihren Redefluss. Die Nummer des Kreißsaals wird angezeigt. Sie gehen zum nächsten Telefon und Barbara teilt Ihnen mit, dass Sie die Patientin mit dem Geburtsbeginn, die sie vorhin ans CTG angeschlossen hatte, anschauen könnten. Sie erklären Elena, dass Sie in den Kreißsaal müssten und später nochmals für die restlichen Zimmer kämen.

Weiter zur **106**.

**174** „Dann soll sie Paracetamol nehmen", antworten Sie. Sie wissen, dass das analgetisch und antipyretisch wirkende Paracetamol in therapeutischer Dosierung die Prostaglandinsynthese nicht hemmt und es über einen zentralen Angriffspunkt im Bereich des Hypothalamus wirkt.

„Es ist das Analgetikum und Antipyretikum der Wahl in jeder Phase der Schwangerschaft", ergänzen Sie.

„Okay. Und wie sieht es mit Ibuprofen als Schmerzmittel aus? Darf ich ihr das geben?"

- „Ja." (**233**)
- „Nein, darauf sollten Sie verzichten." (**42**)

**175** „Ich würde jetzt noch eine Ultraschalluntersuchung durch die Scheide machen. Wir können so nach der Gebärmutterhalslänge schauen", erklären Sie Frau Graf „und dadurch das Risiko für eine Frühgeburt besser einschätzen."

Sie führen den Schallkopf – nachdem Sie ein Kondom mit Gel gefüllt haben und außen mit Wasser benetzt haben – in die Vagina ein.

Worauf muss man bei der sonografischen Messung der Zervixlänge achten?

- volle Harnblase (zur besseren Darstellung), ausreichend Druck (zur Optimierung der Messung), Bild zentriert und ausreichend vergrößert (**530**)

- volle Harnblase (zur besseren Darstellung), kein Druck, Bild zentriert und ausreichend vergrößert (220)
- leere Harnblase, kein Druck, Bild zentriert und ausreichend vergrößert (355)
- leere Harnblase, ausreichend Druck (zur Optimierung der Messung), Bild zentriert und ausreichend vergrößert (197)

Bei dieser Laborkonstellation liegt eine Thrombozytopenie vor. Es ist zwar kein HELLP-Syndrom, jedoch hätten Sie dem niedrigen Thrombozytenwert nachgehen müssen. **176**

Sie verlieren 2 Kompetenzpunkte und gehen zurück zu den Optionen von 439.

Eine Eklampsie ist ebenfalls eine gefürchtete Komplikation. Dies sind jedoch nicht die klassischen Symptome. **177**

Sie verlieren 2 Kompetenzpunkte und gehen zurück zur 114.

Sie nehmen das Telefon und wählen die Nummer. Die diensthabenden Oberärzte haben keinen Pager, sondern ein Handy, sodass auch gleich ein „Schmuse" erklingt. Sie erklären ihm die Situation. **178**

„Kommt jetzt auf den genauen Höhenstand an. Ich komme mal in den Kreißsaal."

Sie sind froh, dass nicht mehr Sie die Entscheidung treffen müssen. Was meint er mit „kommt auf den Höhenstand an?"

Weiter zur 57.

Hm, das ist leider nur eine Trefferquote von knapp 30 %. **179**

Das versuchen Sie gleich noch einmal: Zurück zur 329 – mit 2 Kompetenzpunkten weniger.

Das ist das klassische Bild einer Soorkolpitis. Es ist jedoch nicht immer in der Nativzytologie zu sehen, sodass die Kultur unverzichtbar ist. **180**

Differenzialdiagnostisch sind die Trichomonadenkolpitis und die bakterielle Vaginose (Aminkolpitis) in Betracht zu ziehen. Bei der Trichomonadenkolpitis kann man mikroskopisch – wenn man Glück hat – die typische Bewegung des Protozoons Trichomonas vaginalis entdecken. Bei der bakteriellen Vaginose kann man mikroskopisch sog. „clue cells" – Schlüsselzellen – entdecken; dieses Bild entsteht durch an den abgeschilferten Zellen adhärente Bakterien.

Gedanklich gehen Sie den Befund und die möglichen Differenzialdiagnosen noch einmal durch (Tabelle 1).

Frau Graf setzt sich auf die Untersuchungsliege. „Das ging aber schnell“, sagt sie.

„Ich mache noch kurz eine Ultraschalluntersuchung vom Bauch und dann bereden wir alles.“ Die Fetometrie weist einen zeitgerechten Feten nach. Zudem sind die Plazenta und die Fruchtwassermenge unauffällig. Die Doppler-Sonografie zeigt normale Widerstände im Bereich der Aa. uterinae und der A. umbilicalis. „Hier ist alles bestens; Sie können das Gel wegwischen“, sagen Sie und reichen ihr ein Tuch. Sie wischt alles weg und setzt sich hin. Sie nehmen die Ultraschallbilder aus dem Drucker und merken, dass Frau Graf auf Ihre Beurteilung wartet.

„Also Frau Graf ...“

Weiter zur **321**.

**181** Sie erklären der Patientin, dass es sich um einen Milcheinschuss handelt.

„Milcheinschuss? Das ist nicht nur ein Einschuss! Ich könnte die Babys der ganzen Station versorgen!“, hallt es Ihnen entgegen.

Ein Lächeln huscht über Ihr Gesicht. Sie beruhigen die Patientin, dass dies meist am dritten Tag nach Geburt des Kindes normal sei. Die Tempe-

**Tabelle 1:** Differenzialdiagnosen der vaginalen Infektion.

| Ursache | vaginaler Befund | Nativzytologie |
|---|---|---|
| Sookolpitis | weißlich-bröckliger Fluor, gereizte und gerötete Scheidenwände | normale Plattenepithelien, normale Laktobazillenflora, Pseudomyzelien und eine etwas erhöhte Leukozytenzahl |
| bakterielle Vaginose (Aminkolpitis) | dünnflüssiger Fluor, fischiger Geruch (verstärkt durch Kaliumhydroxid [KOH]) | „clue cells“ = Schlüsselzellen |
| Trichomonadenkolpitis | grünlich-gelblicher Fluor | evtl. Nachweis der Bewegung des Protozoons Trichomonas vaginalis |

raturerhöhung ist dadurch auch erklärbar. Wenn Sie den Fundusstand der Gebärmutter und den Lochialfluss noch nicht kontrolliert haben, holen Sie dies jetzt nach.

„Alles bestens“, sagen Sie der Patientin und da keine weiteren Fragen bestehen, verlassen Sie das Zimmer. Sie manövrieren zusammen den Visitenwagen mit den Planetten ins Stationszimmer. „Gibt es sonst noch irgendwas Akutes?“, fragen Sie Elena.

Weiter zur **545**.

Sie haben verschiedene Maßnahmen ergriffen. Anhand der vorliegenden Anamnese und Ihres Untersuchungsbefundes lautet Ihre wahrscheinlichste Verdachtsdiagnose: **182**

- Verletzung des Geburtskanals (**435**)
- Gerinnungsstörung (**76**)
- Uterusatonie (**208**)
- Plazentareste (**116**)
- vorzeitige Plazentalösung (**195**)
- Uterusruptur (**353**)
- Insertio velamentosa (**24**)

In diesem Fall liegt also eine dichoriale Geminigravidität vor. **183**

Wie ist diese im Vergleich zu monochorialen Schwangerschaften zu bewerten?

- Sie hat eine bessere Prognose. (**292**)
- Sie hat eine schlechtere Prognose. (**505**)

Bei einer Periduralanästhesie wird über einen Katheter ein schmerzstillendes Medikament in den Periduralraum (Raum zwischen dem inneren und äußeren Blatt der harten Rückenmarkshaut [Dura mater]) eingebracht. Die Wirkung setzt nach ca. 15–20 Minuten ein. Über den liegenden Katheter kann das Medikament im Verlauf der Geburt nach Bedarf in Zeitabständen erneut gegeben werden. Wenn ein Kaiserschnitt notwendig wird, kann über eine Dosisanpassung eine Schmerzfreiheit erzeugt werden. **184**

Welches der unter **232** genannten Verfahren kommt evtl. noch infrage?

Eine Portioektopie als Ursache der Blutung ist eine gute Idee. Sie führen nun eine klinische Untersuchung, um die Verdachtsdiagnose zu bestätigen. Gehen Sie zur **308**. **185**

**186** Klares Statement: Für eine orale Tokolyse mit Betasympathikomimetika fehlt der Effektivitätsnachweis; sie sollte deshalb nicht durchgeführt werden! Sie verlieren 3 Kompetenzpunkte.

Gehen Sie zurück zu den Optionen von **406**.

**187** „Gut, ich frage noch kurz nach, ob sonst noch jemand was bestellen will und ruf dann sofort an", meint Suse.

„So, und jetzt mal schön durchschnaufen", denken Sie. Sie setzen sich auf die lederne Couch und legen die Beine auf einen der Stühle, nachdem Sie aus Ihren Schuhen geschlüpft sind. Sie schließen die Augen und versuchen den bisherigen Tag Revue passieren zu lassen.

„PIEEEP, PIEEEP".

„Ach nee, was habe ich denn verbrochen?", schimpfen Sie vor sich hin.

Ein Blick auf den Pager entlarvt die Nummer der Station. Sie wählen die Nummer und die Stimme der Stationsschwester Anja erklingt: „Sorry, dass ich dich störe. Wir machen gerade einen Rundgang. Dabei hat die Schwesternschülerin bei Frau Kohl im Zimmer 4 einen Blutdruck von 190 zu 120 gemessen. Die ist jetzt total beunruhigt. Wäre schön, wenn du kurz vorbeikommen könntest."

Sie denken, dass es auch schön wäre, einen kurzen Moment entspannen zu können; Ihren Lippen entfleucht aber ein „Gut, ich komm gleich vorbei." Sie legen den Hörer auf und ziehen Ihre Schuhe wieder an. Als Sie sich auf den Weg nach oben machen, kommt Ihnen Suse entgegen.

„Ich geh mal kurz auf Station. Du kannst hier warten, bin gleich wieder da."

„Okay, ich warte hier in der Küche", antwortet Ihnen Ihre wissbegierige Begleiterin.

Sie drücken auf den Knopf des Aufzugs und warten, bis das Anzeigenlicht erscheint. „Bling". Das ist der Klang des ankommenden Aufzugs. Die Türen öffnen sich und Sie gehen hinein. Während der Fahrt nach oben versuchen Sie sich bereits darauf vorzubereiten, was Sie erwarten könnte. Frau Kohl hat vor ein paar Tagen ihr Kind problemlos geboren. Eigentlich war bislang nichts Auffälliges. Nicht nur den Namen hat sie mit dem ehemaligen Bundeskanzler gemein. Auch das Essen scheint ihr zu munden. Sie hat etliche Kilo zu viel auf den Rippen. Trotzdem war der Blutdruck bislang immer im Normalbereich. „Bling". Die Aufzugtür geht auf. Sie gehen in die Stationszentrale. Schwester Anja und die Schwesternschülerin sind dort und haben die Akte von Frau Kohl aufgeschlagen.

Sie werfen einen Blick auf die Kurve – alles genau so, wie Sie es von der morgendlichen Visite noch im Gedächtnis hatten.

„Wir können es uns auch nicht erklären", meint Anja. „Eigentlich war nichts Besonderes."

Doch plötzlich dämmert es Ihnen, woran es gelegen haben könnte. Was muss man beim Blutdruckmessen alles beachten? Aufpassen, jetzt wird es kniffelig!

A: Summieren Sie die Zahlen hinter den Punkten, die Sie als wichtig erachten und notieren Sie sich die Zahl.

B: Welcher dieser Punkte wurde aller Wahrscheinlichkeit nach nicht beachtet? Notieren Sie sich die Zahl.

- Der diastolische Blutdruck sollte als Korotkoff 5 (K5; Verschwinden des Tones) oder Korotkoff 4 (Leiserwerden) – wenn K5 nicht messbar – registriert werden. (1)
- Die Messung sollte manuell mit an den Oberarmumfang adaptierten Manschetten durchgeführt werden. (2)
- Die erste Messung sollte nach einer zwei- bis dreiminütigen Ruhephase bei der sitzenden Patientin stattfinden. (3)
- Es sollte primär an beiden Armen und später – bei geringen Differenzen – am rechten Arm gemessen werden. (4)
- Die Messung sollte stets als 24-Stunden-Blutdruckmessung durchgeführt werden. (5)
- Für die weitere ambulante Betreuung der Schwangeren sind eine Blutdruck-Selbstmessung (Protokoll) mittels Oberarmmessgerät und die Erstellung eines Tagesprofils (mindestens morgens, mittags und spätabends) zu empfehlen. (6)

Die gesuchte Zahl besteht in der ersten Ziffer aus der in A ermittelten Zahl und in der zweiten Ziffer aus der in B ermittelten Zahl. In welcher der folgenden Auswahlen ist die gesuchte Zahl (AB) enthalten:

- 16, 83, 153, 213 (**126**)
- 25, 95, 123, 212 (**494**)
- 33, 93, 102, 153 (**432**)
- 43, 92, 103, 162 (**309**)
- 53, 96, 105, 163 (**3**)
- 63, 86, 91, 214 (**249**)
- 72, 106, 161, 215 (**64**)
- jede andere Zahl (**371**)

Sie gehen in die Zentrale, um einen Notfallschein zu holen. **188**

„Was machst du da?“, fragt Heide.

„Ach, ich hole nur einen Notfallschein. Ist soweit alles in Ordnung, ich lasse sie wieder heim“, antworten Sie.

„Das wundert mich etwas“, entgegnet Heide. „Bei solchen Befunden wird meist eine stationäre Aufnahme zur genauen Abklärung durchgeführt.“

Na toll, schon ist Ihre Selbstsicherheit verflogen. „Okay, lass mich alles noch mal durchgehen“, sagen Sie zu sich selbst. Sie kommen zu dem Schluss, dass eine weitere Abklärung vielleicht doch die bessere Variante ist und beschließen, Frau von Braun davon zu überzeugen. Viel Überredungskunst müssen Sie jedoch nicht anwenden.

„Ich bleibe gerne hier. Ich bin so verunsichert; da ist es mir lieber, wenn Sie alles abklären können“, lautet ihre Antwort. „Was denken Sie denn, um was es sich bei mir handelt?“

- „Am wahrscheinlichsten liegt eine sog.
- ‚chronische Hypertonie‘ vor.“ (**497**)
- ‚Gestationshypertonie‘ vor.“ (**306**)
- ‚Präeklampsie‘ vor.“ (**402**)
- ‚Pfropfpräeklampsie‘ vor.“ (**18**)

Bevor wir es vergessen: Ziehen Sie sich bitte 4 Kompetenzpunkte ab!

**189** Vom Höhenstand Beckenboden ist zwar eine vaginal-operative Entbindung möglich, trotzdem ist das nicht die gesuchte Antwort. Sie verlieren 3 Kompetenzpunkte.

Zurück zur **57**.

**190** „Sag mal, kann das mit der Lungenreifeinduktion zusammenhängen?“, möchte Suse wissen, „ich glaube, ich habe da schon mal so etwas gehört.“

Aber natürlich! Es fällt Ihnen wie Schuppen von den Augen: Unter einer Lungenreifeinduktion kann es zu einem Anstieg kommen. „Ja natürlich, danke für den Hinweis.“

Sie verlieren 2 Kompetenzpunkte.

„Wie sind die sonstigen Parameter? Temperatur? Das CTG?“, wollen Sie wissen.

„Sonst ist alles in Ordnung.“

„Gut, dann gehen wir zu ihr.“

Sie betreten das Zimmer. Frau Mehdorn liegt am Fenster und lächelt, als sie Sie erblickt.

„Einen schönen guten Morgen! Wie geht’s ihnen Frau Mehdorn?“

„Ach, ganz gut. Es geht eigentlich nichts mehr ab. Und diese Wehen habe ich auch nicht mehr."

Sie werfen einen Blick auf das CTG, das gerade abgeleitet wird: Sie können keine Kontraktionen erkennen; und auch sonst ist es unauffällig. Da es aktuell keine offenen Fragen gibt, verabschieden Sie sich und gehen ins nächste Zimmer.

Weiter zur **354**.

Bei einem „vorzeitigen Blasensprung" kommt es zu einer Ruptur der Fruchtblase vor Einsetzen der regelmäßigen Wehentätigkeit. Aber da war doch noch was mit dem Zeitpunkt des vorzeitigen Blasensprungs. **191**

Sie gehen noch einmal zurück zur **47**.

Eine Uterusanomalie kann das Risiko für eine Frühgeburt erhöhen. **192**

Zurück zu den Optionen von **51**. Wenn Sie bereits 5 Risikofaktoren erkannt haben, gehen Sie weiter zur **378**.

OSRAM! **193**

Wie bitte? Richtig, OSRAM!

Das ist eine Firma, die Leuchtmittel herstellt. Und Ihnen geht vermutlich auch schon ein Licht auf: Die Patientin befindet sich mit einer Muttermundsöffnung von ca. 8 Zentimeter in der Eröffnungsperiode! Eine Vakuumextraktion ist daher nicht die beste Option! Die Indikation zur Vakuumextraktion sollte erst bei vollständig eröffnetem Muttermund und vorangehendem Kindsteil in Beckenmitte (+2) erfolgen.

Sie ziehen sich für diesen geistigen Schwächeanfall 20 Kompetenzpunkte ab. Zurück zu den Optionen von **255**.

Anmerkung: Osram ist auch der Spitzname des x-maligen FC-Bayern-München-Trainers Jupp Heynckes. Aufgrund der starken Rötung, die sein Gesicht bei Erregung annimmt, wurde er so genannt.

Dihydralazin kann bei der Hypertonie in der Schwangerschaft angewendet werden; bei akuten Hochdruckkrisen auch intravenös. Als Nebenwirkungen sind Reflextachykardie, Kopfschmerzen und Tachyphylaxie beschrieben. **194**

Mittel der ersten Wahl ist jedoch α-Methyldopa. Es wird oral gut resorbiert und wirkt nach 60–90 Minuten. Bei einer Blutdruckeinstellung ist zu beachten, dass jede initiale antihypertensive Behandlung einer schweren Präeklampsie eine CTG-Überwachung erfordert, da ein ausgeprägter Blutdruckabfall mit akuter fetaler Gefährdung möglich ist. Die Patientinnen sind streng zu überwachen, wobei insbesondere engmaschige Blutdruckkontrollen erforderlich sind. Dabei sollten diastolische Zielblutdruckwerte von 80 mmHg nicht unterschritten werden.

Zur Akuttherapie können auch Nifedipin und Urapidil verwendet werden.

Weiter geht's zur **504**.

**195** Eine vorzeitige Plazentalösung ist in diesem Fall nicht plausibel. Die Blutung trat erst im Verlauf der Nachgeburtsperiode im Rettungswagen kurz vor Eintreffen in der Klinik auf. Des Weiteren zeigt das Kind keine Auffälligkeiten. Eine vorzeitige Plazentalösung kann erhebliche Auswirkungen – intrauterinen Fruchttod oder Totgeburt – haben.

Sie verlieren 2 Kompetenzpunkte und gehen zurück zu den Optionen von **182**.

**196** Na, da ist Ihnen aber ein kleiner Fehler unterlaufen! Hämolyse und Hypertonie? Das wären ja zwei H hintereinander.

Gehen Sie zurück zur **329** und versuchen Sie es noch einmal. Halt, davor ziehen Sie sich 2 Kompetenzpunkte ab.

**197** Nein, es sind etwas andere Faktoren für eine standardisierte Messung erforderlich.

Sie verlieren 2 Kompetenzpunkte; zurück zur **375**.

**198** Engmaschige Blutdruckmessungen und eine Laborkontrolle sind wichtige Untersuchungen, das ist richtig. Da der Urinbefund bei der Aufnahmeuntersuchung jedoch auffällig war, sollte auch dieser noch abgeklärt werden.

Sie verlieren 2 Kompetenzpunkte und gehen zurück zur **411**.

**199** Es ist natürlich richtig, dass das Risiko von Thrombosen in der Schwangerschaft erhöht ist. Die Schwangerschaft ist ein Zustand der Hyperkoagulabilität; deshalb ist auch eine entsprechende Prophylaxe notwendig.

Bei einem „frühen vorzeitigen Blasensprung" besteht jedoch die Gefahr, dass es zu einem Vorfall – Kindsteile, Nabelschnur – kommen könnte. Und ein Nabelschnurvorfall kann lebensbedrohlich werden! Das ist jedenfalls die landläufige Meinung, die aber nur mäßig mit Evidenz belegt ist. Dieses Thema wird sehr kontrovers diskutiert. Eine komplette Bettruhe hat auch viele Nachteile, weshalb ein gelegentliches Aufstehen – beispielsweise zur Körperhygiene – nicht obsolet ist. Wenn die Patienten jedoch aufstehen möchte, um Rauchen zu gehen ... dann ist Antwort natürlich „Nein".

Weiter bei **172**.

Sie verlassen den Raum und gehen mit Suse zurück in die Zentrale. Da im Moment nichts Weiteres zu tun ist, entscheiden Sie, dass Sie die begonnene Wochenbettvisite beenden wollen. Sie verabschieden sich von Heide und Barbara und verlassen den Kreißsaal. **200**

„Das kann doch nicht wahr sein!", denken Sie, und wie versteinert verweilt Ihr Blick auf dem Pulk, der Ihnen entgegenkommt: drei Frauen mit abdominalen Rundungen, die nicht zu verheimlichen sind. Daneben ebenso gestresst dreinblickend die Anhängsel – die Partner –, deren Gesichtsmimik ebenso wenig pure Lebensfreude versprüht.

„Jetzt aber nichts wie weg", raunen Sie Suse zu und sind froh, als die Tür des Aufzugs zugeht.

Gut, Sie sind nicht so naiv zu denken, dass dies die Rettung war. Ist alles nur eine Frage der Zeit. Als die Aufzugstür aufgeht, vernehmen Sie auch schon den Geruch guten Essens. Die Essenscontainer sind auf der Station angekommen, es ist also mittlerweile schon um die Mittagszeit. Ein Blick auf die Uhr bestätigt Ihre Vermutung: 11:45 Uhr. Zum Glück sind es nicht so viele Zimmer, die Sie zu visitieren haben. Die Stationsschwester Elena steht sofort Gewehr bei Fuß und begleitet Sie auf Ihrer Visite. Es sind meist keine richtig kranken Frauen und so geht die Visite relativ zügig. Nur im letzten Zimmer gibt es ein Problem am dritten postpartalen Tag. Die Schwesternschülerin hatte vorhin eine aurikuläre Temperatur („Ohrtemperatur") von 39 °C gemessen. Der Wert wurde von Elena bestätigt.

Wie sieht Ihr weiteres Vorgehen aus?

- Sie fragen nach dem subjektiven Befinden. (**55**)
- Sie machen eine klinische Untersuchung. (**102**)
- Sie führen eine apparative Diagnostik durch. (**138**)
- Sie therapieren mit einem Antibiotikum. (**36**)

Die mediane Schnittführung hat zwar Vorteile, ist aber trotzdem nicht die richtige Wahl. Sie bekommen 3 Kompetenzpunkte abgezogen. **201**

Gehen Sie zurück zur **286**.

**202** Die grünliche Farbe des Fruchtwassers entsteht durch Abgang von Mekonium (= erster Stuhl des Kindes). Im Rahmen einer Stresssituation kann es durch den Sauerstoffmangel und den Anstieg von Kohlenstoffdioxid zur Hyperperistaltik des Darms kommen. Hierbei wird dann Mekonium in das Fruchtwasser entleert – und dieses grünlich verfärbt. Es ist also ein Hinweis dafür, dass eine Stresssituation vorgelegen hat und kein Gradmesser für die aktuelle Situation.

Übrigens: Bei etwa 10 % aller Geburten findet sich grünes Fruchtwasser.

Weiter geht's bei **325**.

**203** Magnesiumsulfat ist zur Tokolyse zugelassen – effektiv soll es aber nicht sein! Ja, das ist verwirrend. Magnesium wirkt in der Zelle als Kalziumantagonist und führt zur Blockade der kalziumabhängigen Phosphorylierung der Myosinkinase und dadurch zu einer myometranen Relaxation.

Ein Wirknachweis gegenüber Placebo erbrachte keinen Vorteil von Magnesiumsulfat: Es wird in der Literatur als ineffektiv in der Verzögerung der Geburt oder in der Verhinderung der Frühgeburt beschrieben. Zudem ist es mit einer Erhöhung der kindlichen Mortalität assoziiert – wenn sehr hohe Dosen angewendet werden.

Maternale Nebenwirkungen sind durch die Effekte an der neuromuskulären Endplatte erklärbar; Schwäche und Abgeschlagenheit und schlimmstenfalls eine Atemdepression bis zu mütterlichen Todesfällen aufgrund von Atem- und Herzstillstand wurden bei hohen Serumspiegeln beschrieben.

Gemäß der neuen AWMF-Leitlinie „Prävention und Therapie der Frühgeburt" sollte Magnesiumsulfat nicht mehr zur Tokolyse verwendet werden.

Sie verlieren 3 Kompetenzpunkte; gehen Sie zurück zur **73**.

**204** α-Methyldopa (z. B. Presinol) wird oral gut resorbiert und wirkt nach 60–90 Minuten. α-Methyldopa wirkt durch Aktivierung – über Dekarboxylierung – zu α-Methyl-Noradrenalin, was als falsche Transmittersubstanz wesentlich schwächer wirkt als Noradrenalin; dies führt zu einer Senkung des peripheren Gefäßwiderstandes. Es ist eines der ältesten Antihypertensiva und Mittel der ersten Wahl in der Schwangerschaft.

Bei einer Blutdruckeinstellung ist zu beachten, dass jede initiale antihypertensive Behandlung einer schweren Präeklampsie eine CTG-Überwachung erfordert, da ein ausgeprägter Blutdruckabfall mit akuter fetaler Gefährdung möglich ist. Die Patientinnen sind streng zu überwachen, wobei insbesondere engmaschige Blutdruckkontrollen erforderlich sind. Dabei sollten diastolische Zielblutdruckwerte von 80 mmHg nicht unterschritten werden!

Zur Akuttherapie können auch Nifedipin und Urapidil verwendet werden.

Weiter geht's zur **504**.

Die Chorionizität ist der entscheidende prognostische Faktor. Der Begriff Chorionizität bezeichnet die Verhältnisse bezüglich des Chorions, der äußeren Eihaut. Mehreiige (dizygote) Zwillinge bilden 2 Chorionanlagen aus und sind somit stets dichorial. Bei eineiigen (monozygoten) Zwillingen entscheidet sich die Chorionizität nach dem Zeitpunkt der Teilung: **205**

- Bei einer Teilung der Zwillingsanlage bis Tag 3 nach Konzeption entstehen dichoriale Gemini.
- Ab dem Tag 4 nach Konzeption entstehen Gemini mit nur einer Chorionanlage (monochorial).

Die innere Eihaut – das Amnion – kann bei monochorialen Gemini separat angelegt sein (diamnial) oder beide Gemini umfassen (monoamnial). Es überwiegen solche mit 2 Amnionhöhlen (monochorial-diamnial) gegenüber den selteneren monochorial-monoamnialen Gemini.

Das Gestationsalter ist mit 34+3 SSW schon relativ weit, und die Chorionverhältnisse sind aktuell nicht ohne Weiteres beurteilbar.

Was machen Sie?

- Sie können es in dieser SSW nicht mehr beurteilen und gehen von einer dichorialen Geminigravidität aus, da diese häufiger ist. (**70**)
- Sie schauen im Mutterpass nach, ob ein Sonografiebild aus dem 1. Trimenon vorliegt. (**339**)

Hierbei wird Distickstoffmonoxid über eine Atemmaske verabreicht. **206**

Welches der unter **232** genannten Verfahren kommt evtl. noch infrage?

Oje, in dem Fall wäre es besser gewesen, wenn Sie nichts gesagt hätten. **207**
Die Rote Liste kann einen erheblich verunsichern, denn häufig wird der Eindruck vermittelt, dass die meisten Arzneimittel in Schwangerschaft und Stillzeit nicht verwendet werden dürfen. Zwar ist die überwiegende Zahl der Medikamente unzureichend in der Schwangerschaft untersucht, jedoch muss man nicht befürchten, dass heute unerkannt Medikamente im Umlauf sind, die schlimme Schädigungen verursachen – wie es vor mehr als 50 Jahren mit Thalidomid (Contergan) der Fall war.

Da auch Schwangere und Frauen in der Stillzeit mit Arzneimitteln versorgt werden müssen, gibt es zuverlässigere Informationsquellen als die Rote Liste.

Minus 1 Kompetenzpunkt. Zurück zur **42**.

**208** Warum ist das Thema der postpartalen Hämorrhagie so wichtig? Lebensbedrohlich und unkalkulierbar – das sind schwere peripartale Blutungen („postpartum hemorrhage“, PPH). Sie stehen (mit den Thrombembolien) an erster Stelle der mütterlichen Todesursachen: Weltweit versterben circa 140 000 Frauen daran; die erheblich hohe Dunkelziffer außen vor gelassen. Um es anders auszudrücken: Alle 4 Minuten stirbt eine Frau an einer peripartalen Blutung! In Europa muss mit 1–2 mütterlichen Todesfällen auf 100 000 Lebendgeborene infolge von Blutungen gerechnet werden. Da dies ins Bewusstsein aller in der Geburtshilfe Tätigen gerückt wurde, konnte in den letzten Jahrzehnten ein Rückgang verzeichnet werden. Trotz allem, eine lebensbedrohliche peripartale Blutung betrifft 1:1000 Geburten.

Eines der Hauptprobleme dabei: Die Blutverluste werden häufig dramatisch unterschätzt!

Per definitionem liegt eine postpartale Hämorrhagie bei einem einem Blutverlust von mehr als 500 ml nach vaginaler Geburt oder mehr als 1000 ml nach Sectio caesarea vor. Eine schwere Blutung liegt bereits nach einem Blutverlust von mehr als 150 ml/min innerhalb von 20 Minuten oder einem akuten Blutverlust von mehr als 1500–2000 ml vor. Es ist daher wichtig, den Blutverlust zu messen. Die Klinik kann sich rasant ändern. Blutverluste zwischen 500 und 1500 ml werden meist ohne Schocksymptome toleriert.

Symptome eines hämorrhagischen Schocks können sein: Agitiertheit, Bewusstseinstrübung, Kaltschweißigkeit, blasses Hautkolorit, Tachykardie, Hypotension, Hyperventilation und Oligo-Anurie. Die pathophysiologische Endstrecke starker Blutungen ist der hämorrhagische Schock und die Verlust- und/oder Verdünnungskoagulopathie.

Ziel des klinischen Handelns sind neben der Prävention die rechtzeitige Therapie klinisch relevanter peripartaler Blutungen – zur Senkung der mütterlichen Morbidität und Mortalität.

„Es gibt zahlreiche prä-, intra- und postpartale Risikofaktoren für eine postpartale Blutung“, sagen Sie zur mittlerweile anwesenden PJ-lerin. „Du kannst dir es aber ganz einfach machen: Du musst nur die 4 Ts im Hinterkopf haben!“

„Die 4 Ts?“

„Ja, die 4 Ts! Die Blutungsursachen lassen sich in 4 Kategorien einteilen; die Ts stehen für Tonus, Trauma, Tissue und Thrombin.“

„Okay. Und weiter?“

„Tonus steht für die postpartale Uterusatonie, Trauma für die Geburtsverletzung, Tissue für Plazentareste oder Lösungsstörung und Thrombin für die Gerinnungsstörung!“

„Das klingt gut, ich liebe Eselsbrücken“, schmunzelt Suse.

„Hier“, sagen Sie und zeigen auf die Plazenta, „die Plazenta erscheint vollständig (Abbildung 4): keine abgehenden Gefäße und keine Defekte an der Oberfläche. Eine Geburtsverletzung liegt auch nicht vor, das habe ich schon kontrolliert. Blut haben wir bereits zur Gerinnungsdiagnostik abgenommen. Am wichtigsten und am schnellsten durchführbar ist die Kontrolle des Uterustonus! Hier zeigt sich eine deutliche Atonie.“

Einmal in Fahrt gekommen, ergänzen Sie: „Eine Uterusatonie ist außerdem die häufigste Ursache der postpartalen Blutung – in bis zu 80 %. Und bis zu 8 % aller Geburten sind davon betroffen. Ein kurzes Tasten nach dem Uterus und du bist differenzialdiagnostisch schon erheblich weiter!“

„Und wie geht’s nun weiter?“

Weiter geht’s bei **89**.

Schwangere kaukasischer Abstammung haben aufgrund ihrer ethnischen Herkunft kein erhöhtes Risiko für eine Frühgeburt. Die neonatalen Haupttodesursachen sind Fehlbildungen und Chromosomenanomalien – und nicht eine Frühgeburt. **209**

Sie verlieren 2 Kompetenzpunkte. Gehen Sie zurück zur **51**.

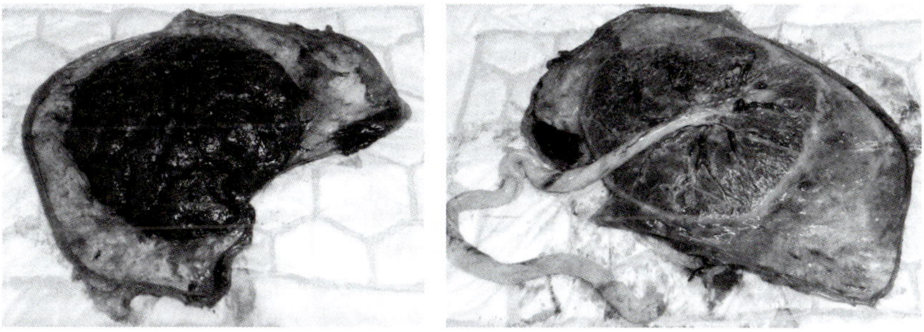

**Abbildung 4:** Plazenta (links: maternale Seite; rechts: fetale Seite). (**208**)

**210** Auf dem Flur begegnet Ihnen Barbara. Sie fragen sie, wie es denn mit der Geburt, die sie betreut, voranginge. „Alles in bester Ordnung! Sie ist mittlerweile wieder aus der Wanne raus. Vor einer halben Stunde war der Muttermund bei 5–6 cm.“

„Sehr schön“, sagen Sie und gehen in die Kreißsaal-Zentrale, um sich von Heide die Akte der nächsten Patientin geben zu lassen.

„Das CTG ist in Ordnung, und die Patientin ist noch auf der Toilette.“

Sie schlendern in Richtung Ultraschallraum und sehen einen verlassenen Mann davorsitzen.

„Sie sind Herr ...“, holen Sie aus und suchen nach dem Namen auf der Akte.

„Von Braun“, hilft er nach. „Meine Frau ist noch auf der Toilette.“

„Kein Problem, sie können ja schon mal mit uns mitkommen“, antworten Sie und halten ihm die Tür auf.

Es dauert gar nicht lange und schon steht auch Frau von Braun in der Tür: Eine adrett gekleidete Dame, die sicherlich nicht zu früh mit ihrer Familienplanung angefangen hat. Sie erscheint etwas korpulent und wackelig auf den Beinen. Ein kurzer Blick in den Mutterpass bestätigt Ihren ersten Eindruck: 39-jährige Erstgebärende mit aktuell 32+1 SSW.

Sie berichtet, dass sie bis letzte Woche aufgrund einer vorzeitigen Wehentätigkeit in einer anderen Klinik gelegen hat. Sie war dort insgesamt für 2 Wochen und hatte eine Wehenhemmung und eine Lungenreifung erhalten. Sie erzählt weiter, dass sie immer noch sehr verunsichert sei, da es sich um eine absolute Wunschschwangerschaft handele. Es hat nicht „klappen“ wollen, und erst nach der dritten IVF (In-vitro-Fertilisation) mit ICSI (intrazytoplasmatische Spermieninjektion) sei sie schwanger geworden. Sie habe nun daheim einen etwas höheren Blutdruck gemessen und sei so verunsichert, dass sie dies unbedingt abklären lassen wolle.

An was denken Sie, wenn Sie diese Anamnese hören?

- absolute psychische Überlagerung (**262**)
- vorzeitige Wehentätigkeit (**315**)
- Eklampsie (**443**)
- hypertensive Schwangerschaftserkrankung (**475**)

**211** Der pH-Wert in der Vagina einer gesunden Frau liegt zwischen 4 und 4,5; also im sauren Bereich. Bei einer vaginalen Infektion – einer Kolpitis – kann der Scheiden-pH in den alkalischen Bereich verschoben sein.

Der pH-Streifen wird dunkelblau – ein Zeichen einer Infektion. Zuerst sind Sie etwas schockiert, doch dann dämmert es Ihnen: Blasensprung!

Ist ja klar, dass der Test auffällig wird. Das Fruchtwasser ist auch alkalisch. Sie atmen tief durch und denken: „Erst Hirn einschalten!"

Sie verlieren 2 Kompetenzpunkte. Wenn Sie noch einen Zervix- und Vaginalabstrich durchführen wollen, gehen Sie zur **348**, sonst beenden Sie die klinische Untersuchung und gehen zur **512**, um eine Ultraschalluntersuchung anzuschließen.

ASS (Azetylsalizylsäure) wird nicht zur Prolongation bei einem HELLP-Syndrom verwendet! **212**

Jedoch wird ASS zur Prävention bei Zustand nach schwerer Präeklampsie und auch nach einem HELLP-Syndrom angewendet. Besonders das frühe HELLP-Syndrom (< 32+0 SSW) hat ein erhöhtes Wiederholungsrisiko in einer folgenden Schwangerschaft. Die einzige aktuell verfügbare Methode zur Prävention besteht in einer ab der Frühschwangerschaft beginnenden Einnahme (möglichst vor der 16 SSW) von niedrig dosierter Azetylsalizylsäure. Eine tägliche Gabe von 100 mg/d hat sich in Deutschland etabliert. In der größten Studie zu diesem Thema, dem ASPRE-Trial, wurde eine Dosierung von 150 mg/d gewählt, weshalb auch diese Dosierung in der aktuellen Leitlinie zu hypertensiven Schwangerschaftserkrankungen empfohlen wird.

Kurz gesagt: ASS zur Prävention, nicht zur Therapie!

Sie verlieren 5 Kompetenzpunkte. Zurück zur **382**.

Die NASCAR (National Association for Stock Car Auto Racing) ist ein großer US-amerikanischer Motorsportverband und in den USA beliebter als die Formel 1. Die NASCAR betreibt 3 landesweite Rennserien: den Sprint Cup (die Top-Division der NASCAR), die Nationwide Series und die Camping World Truck Series. Hinzu kommen regionale Rennserien und NASCAR-Divisionen in Kanada und Mexiko. Ihren geschichtlichen Ursprung hatte die NASCAR in der Prohibitionszeit: Schmuggler frisierten ihre Autos, sodass sie nachts schneller vorankamen. Nach nicht allzu langer Zeit begannen sie, sich an Wochenenden zu Rennen zu treffen. **213**

Wie dem auch sei, mit der Beurteilung des Neugeborenen hat dies wenig zu tun! Das heißt 2 Kompetenzpunkte weniger. Zurück zur **550** und noch ein Versuch.

„Wie ich bereits gesagt hatte, ist vermutlich die Pilzinfektion die Ursache, **214**
daher müssen wir eine antimykotische Therapie – eine Behandlung des

Pilzes – durchführen. Da der Gebärmutterhals sich verkürzt hat, sollten wir auch eine Lungenreifeinduktion durchführen; davon würde das Kind dann profitieren, wenn es zu früh auf die Welt käme. Zusätzlich bekommen sie noch ein Medikament, das die Wehen hemmt. Die Lungenreife dauert 2 Tage – damit sie sich darauf einstellen können."

„Dann muss ich einige Tage im Krankenhaus bleiben?"

„Nein, keine Sorge. Das können wir auch ambulant machen." Sie lächeln Frau Graf an und ein ebenso strahlendes Lächeln wird erwidert. „Wir haben es trotz allem früh entdeckt: Jetzt behandeln wir es und sehen dann weiter. Ich mache noch die Unterlagen fertig; die Hebammen werden sich dann um Sie kümmern."

„Vielen Dank. Ich muss noch auf die Toilette."

„Wenn sie hier rausgehen, direkt gegenüber. Sie können dann auf dem Stuhl Platz nehmen; ich schicke die Hebamme zu ihnen."

Frau Graf verlässt den Raum und Sie dokumentieren die Befunde und das weitere Prozedere. Sie nehmen die Akte mit in die Kreißsaal-Zentrale und geben diese der Hebamme Katrin. Sie erläutern kurz das weitere Vorgehen: „Die Patientin darf wieder nach Hause; wir geben ihr aber noch eine ‚Lungenreifung' (ACS, antenatales Kortikosteroid) unter Tokolyse und ein Antimykotikum.

„Äh, wie bitte? Lungenreife und die darf wieder nach Hause – was sind das bitte für neue Sitten?" fragt Katrin mehr als irritiert.

„Wieso? Ist das nicht üblich?"

„Äh, nein!"

Mist, jetzt sind Sie wieder verunsichert. Dabei wollten Sie Frau Graf doch nur einen Gefallen tun, da sie so ungern im Krankenhaus ist.

„Dann lassen wir sie wohl besser da."

„Besser ist das", lautet Katrins knapper Kommentar.

Es ist nicht sehr angenehm, Frau Graf nun beizubringen, dass sie doch im Krankenhaus bleiben muss. Sie schaffen es aber, sie zu überzeugen.

Das Ganze hat dennoch einen faden Beigeschmack, sodass Sie 10 Kompetenzpunkte verlieren.

Weiter zur **73**.

**215** Beim Pudendusblock wird ein Betäubungsmittel in den Bereich des Sitzhöckers gespritzt und die Schmerzweiterleitung im Dammgewebe und dem äußeren Genitale beeinflusst. Er wird jedoch heute nur noch selten angewendet.

Welches der unter **232** genannten Verfahren kommt evtl. noch infrage?

Der Kollege wird auf dieser Homepage sicher so einiges erfahren: Neues aus den Königshäusern in Schweden, Dänemark und Spanien; und warum Kate doch ganz anders ist als Meghan. Ob er da eine zuverlässige Information über Medikamente in der Schwangerschaft erhalten wird, ist jedoch eher fraglich. Minus 2 Kompetenzpunkte und zurück zur **42**. **216**

Bei dieser Laborkonstellation liegen erhöhte Leberwerte vor. Es ist zwar kein HELLP-Syndrom, jedoch hätten Sie den erhöhten Leberwerten nachgehen müssen. **217**

Sie verlieren 2 Kompetenzpunkte und gehen zurück zu den Optionen von **439**.

Eine Querlage ist eine geburtsunmögliche Lageanomalie: Daher stellt sie eine absolute Sectio-Indikation dar! **218**

Sie verlieren 1 Kompetenzpunkt und gehen zurück zur **520**.

„Elena, könntest du mir bitte ein Abstrichröhrchen holen?“ **219**

„Aber natürlich, wofür brauchst du es denn?“.

Sie erklären ihr, dass Sie gerne einen Abstrich vom Sekret, das aus der Mamille kommt, machen würden.

„Wieso denn das? Das ist doch nur Milch!“

Gut, das ist ein berechtigter Einwand. So langsam dämmert es Ihnen auch, dass Sie auf das falsche Pferd gesetzt haben.

Sie verlieren 5 Kompetenzpunkte und gehen zurück zur **55**.

Nein, es sind etwas andere Faktoren für eine standardisierte Messung erforderlich. **220**

Sie verlieren 2 Kompetenzpunkte; zurück zur **175**.

Dies ist kein unauffälliger dopplersonografischer Befund der A. uterina. Es zeigt sich ein bilaterales Notching. Als Notching bezeichnet man eine Einkerbung zwischen Diastole und Systole. Wenn so ein Befund nach der 24. SSW vorliegt, kann dies – muss aber nicht – u. a. ein Hinweis auf eine (drohende) hypertensive Erkrankung in der Schwangerschaft sein. Gemäß der neuen Leitlinien-Empfehlung gilt die Darstellung des „Notching“ der Aa. uterinae als ein unzuverlässiges Zeichen, dessen Fehlerquote aufgrund der subjektiven Beurteilung hoch ist. Deshalb sollte der mittlere Pulsatilitäts-Index bestimmt werden. **221**

Sie verlieren 2 Kompetenzpunkte und gehen zur **326**.

**222** Bei einer akuten Blutung ist ein engmaschiges Monitoring wichtig! Blutdruck und Herzfrequenz-können durch den Anschluss an ein Überwachungsgerät kontrolliert werden. Gehen Sie zurück zu den Optionen von **392**; wenn Sie bereits 5 wichtige Punkte durchgeführt haben, geht's weiter zur **182**.

**223** Dexamethason ist eine gute Wahl.

Gehen Sie weiter zur **298**.

**224** Eine „Notch" ist beim CTG nicht anzutreffen. Bei einer Doppler-Sonografie wird eine Einkerbung zwischen Systole und Diastole als Notch bezeichnet.

Sie verlieren 2 Kompetenzpunkte und gehen zurück zu den Optionen von **15**.

**225** „Austreibungsperiode? Das ist der Zeitraum

- von regelmäßiger Wehentätigkeit mit Eröffnung des Muttermunds bis zur vollständigen Eröffnung (10 cm)." (**418**)
- nach vollständiger Eröffnung des Muttermunds (10 cm) bis zur Geburt des Kindes." (**393**)
- nach Geburt des Kindes bis zur Geburt der Plazenta." (**46**)
- von Beckenboden bis zur Geburt des Kindes." (**489**)

**226** Der gesuchte Score ist der Bishop-Score.

Weiter zur **28**.

**227** ACE-Hemmer? Nein, nein, nein! ACE-Hemmstoffe sind in der gesamten Schwangerschaft kontraindiziert – oder nur der Therapie schwerer, nicht anders behandelbarer Erkrankungen vorbehalten. Beim Neugeborenen muss auf die Nierenfunktion und eine mögliche Hypotonie geachtet werden, wenn im letzten Drittel der Schwangerschaft (versehentlich) mit ACE-Hemmstoffen behandelt wurde.

Sie verlieren 15 Kompetenzpunkte. Gehen Sie zurück zur **278**.

**228** Bei der Frage, ob eine Eineiigkeit oder eine Zweieiigkeit vorliegt, spricht man von der Zygosität. Dieser Begriff leitet sich von dem Ausdruck Zygote ab, was die befruchtete Eizelle bezeichnet. Aus einer befruchteten Eizelle können neben einem Einling zwei oder mehr monozygote (eineiige) Mehrlinge entstehen. Eine genaue Aussage über die Zygosität (Ein- oder

Mehreiigkeit) ist nicht immer möglich. Außer bei unterschiedlichem (diskordantem) fetalem Geschlecht – immer dizygot/zweieiig – oder bei monochorialer Plazentation – immer monozygot/eineiig – kann die Zygosität nur durch genetische oder Blutgruppenuntersuchungen bestimmt werden. Grundsätzlich gilt: Etwa zwei Drittel der Zwillinge sind dizygot und ein Drittel monozygot. Die Zygosität ist jedoch nicht das, wonach Sie in dieser Situation schauen sollten.

Daher verlieren Sie 2 Kompetenzpunkte und gehen zurück zu den Optionen von **132**.

„Okay, ich nehme es gleich ab.“ **229**

Frau Harrison wirkt sofort etwas gelassener. Sie möchte jedoch nun von Ihnen wissen: „Also, wenn ich jetzt ein HELLP-Syndrom hätte ..., bedeutet dies, dass meine Schwangerschaft beendet werden müsste? Bei meiner Schwester war dies so!“

- „Ja, das HELLP-Syndrom ist progredient, wir müssten die Schwangerschaft dann beenden.“ (**279**)
- „Nein, man sollte eine Prolongation versuchen.“ (**314**)
- Eine andere Option ist richtig. (**14**)

Sie fügen hinzu, dass es sich hierbei um den Beginn einer häufigen Komplikation mit der Bezeichnung **230**

- Eklampsie handeln könnte. (**156**)
- Antiphospholipidsyndrom handeln könnte. (**251**)
- Kaihahulu-Syndrom handeln könnte. (**81**)
- HELLP-Syndrom handeln könnte. (**134**)

Sie verabschieden sich von Suse und fahren mit dem Aufzug in den Kreißsaal. „Sieht ja gut aus“, denken Sie, als Sie im Kreißsaal ankommen und eine himmlische Ruhe antreffen. Sie gehen in Ihren Ruheraum und setzen sich auf das Bett. Den Pager legen Sie neben das Telefon in Reichweite. Sie drücken den Lichtschalter. Das Einschlafen will Ihnen aber nicht so recht gelingen – zu viele Sachen gehen Ihnen durch den Kopf. Es ist sowieso kein wirkliches Schlafen in der Klinik. Ständig kann was dazwischenkommen. Sie wissen zwar nicht wann und wie; aber es ist Ihnen gelungen: **231**

Sie schlafen ... Sie sind auf Safari in Afrika. „DRÖÖÖT“. Da drüben, ein Elefant!

„Wo? Ich sehe nichts“, rufen Sie hektisch.

„Haben Sie es nicht gehört? Das war doch ein Elefant“, hören Sie den Guide sagen.

„Das war doch kein Elefant: So klingt unsere Kreißsaalklingel!“ Sie schrecken auf; und sitzen senkrecht im Bett. „Die Kreißsaalklingel“! Sie versuchen sich kurz zu orientieren. So schnell geht es vom schwarzen Kontinent in das Schwarze des Dienstzimmers. Sie knipsen das Licht an und werfen einen Blick auf den Pager: Nein – es steht keine Nummer drauf. Ein Blick auf die Uhr: 03:48 Uhr. Sie reden sich ein, dass Sie sich das Geräusch wahrscheinlich nur eingebildet haben. Sie legen sich wieder hin und machen das Licht aus. Keine 5 Minuten später läutet Ihr Telefon. Sie atmen tief durch und machen das Licht wieder an.

„Ja, bitte“, hauchen Sie kraftlos in den Hörer.

„Zugang!“, entgegnet es Ihnen uncharmant.

Nachts dauert alles etwas länger. Sie brauchen ein paar Minuten, bis Sie Ihre müden Glieder in Bewegung setzen können. Ein Blick in den Spiegel – das hätten Sie sich sparen sollen. Egal, die sollen ruhig sehen, wie Sie sich fühlen! Sie gehen in die Kreißsaal-Zentrale und lassen sich auf einen Stuhl fallen.

„Und, was gibt es?“

„Eine 27-jährige II-Gravida, I-Para mit 29+4 SSW; kommt wegen vorzeitiger Wehen.“

Sie atmen tief durch. „Habt ihr schon Suse angerufen?“

„Ja, die kommt gleich“, antwortet Ihnen die Hebamme.

„Was hatte sie für eine Geburt?“

„Es war ein problemloser Spontanpartus. Hier ist übrigens das CTG.“ Sie nehmen das CTG entgegen (Abbildung 5) und denken:

- „Hm, sieht ja soweit unauffällig aus.“ (**327**)
- „Mist, auch das noch: auffällige Herztöne!“ (**79**)
- „Okay, das geht schnell. Da sind ja gar keine Wehen drauf.“ (**90**)
- „Gut, wenigstens kein Fehlalarm.“ (**395**)
- „Hatte sie was über Kindsbewegungen gesagt? Da sind gar keine drauf.“ (**276**)

**232** Sie erklären der Patientin, dass die Geburt begonnen hat und sie gerne auch was gegen die Schmerzen haben kann.

„Was kann man denn prinzipiell gegen Schmerzen machen?“ fragt Frau Meier. „Abgesehen von Schmerzmedikamenten, meine ich.“

„Da gibt es schon etwas“, sagen Sie und denken dabei an

- eine Spinalanästhesie. (**112**)

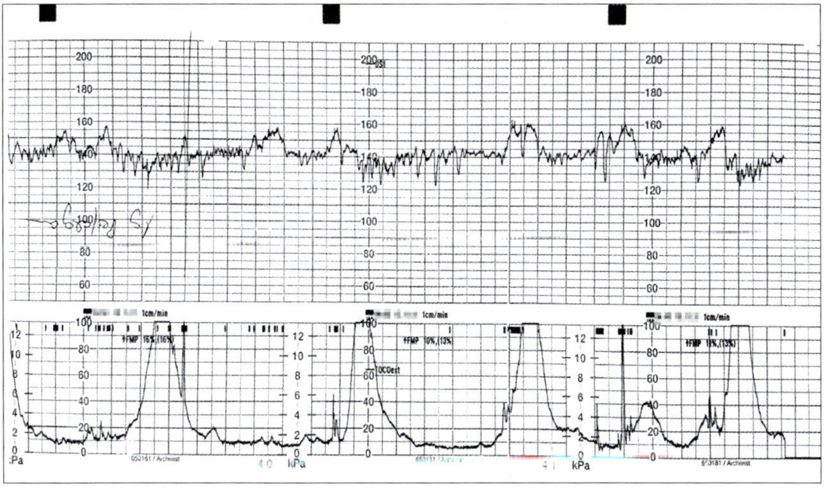


**Abbildung 5:** Wie beurteilen Sie das CTG? (**231**)

- eine Periduralanästhesie/Epiduralanästhesie. (**184**)
- einen Pudendusblock. (**215**)
- Lachgas. (**206**)
- Alle genannten Verfahren können prinzipiell bei einer Geburt eingesetzt werden. (**159**)

„Halt", sagen Sie schnell, „in welcher Woche war sie noch mal? In der 33. SSW?" **233**

„Ja, genau", antwortet Dr. Amboss.

„Nein, dann sollten sie doch eher darauf verzichten." Ziehen Sie sich wegen des vorschnellen ‚Ja' noch 2 Kompetenzpunkte ab.

Weiter zur **42**.

Eine wichtige Maßnahme ist die Kontrolle des Uterustonus! Die Uterusatonie ist eine häufige Ursache postpartaler Blutungen. **234**

Gehen Sie zurück zu den Optionen von **392**; wenn Sie bereits 5 wichtige Punkte durchgeführt haben, geht's weiter zur **182**.

Genau – und leichte Schläge auf den Hinterkopf erhöhen das Denkvermögen! Das mit den Antibiotika in der Schwangerschaft ist einer der häufigsten Irrtümer, die noch kursieren. Es ist sicher richtig, dass man eine medikamentöse Therapie in der Schwangerschaft hinterfragen **235** muss, jedoch ist es manchmal sogar eher so, dass man großzügiger antibiotisch therapiert.

Übrigens, nach der anderen These – die mit den Schlägen auf den Hinterkopf – müssten Fußballer nach einem Kopfball besonders clever sein. Jedoch ist das Gegenteil der Fall: In Gedächtnistests haben die Kicker in den ersten 2 Tagen nach einem Spiel wesentlich schlechter als andere Sportler abgeschlossen. Dabei wurden mit der Zahl der Kopfbälle auch die Leistungen immer schlechter. Beruhigend ist lediglich, dass es nach aktuellem Wissen nicht zu langfristigen Schäden kommt.

Das hilft Ihnen aber nun auch nicht weiter, denn Sie bekommen 10 Kompetenzpunkte abgezogen. Gehen Sie zurück zur **403**.

**236** Die Hebamme Katrin kommt in die Zentrale. „Ach, du bist im Kreißsaal. Das ist ja klasse. Also, ich habe Frau Meier übernommen. Das CTG ist schon einmal auffällig gewesen. Und jetzt sieht es echt nicht so toll aus. Warte mal, ich hole es dir raus." Mit diesen Worten verschwindet sie wieder im Kreißsaal 3.

Sie bitten Suse auf Station zu gehen und die Venenverweilkatheter zu legen.

„Mach ich. Könntest du mir davor noch kurz erklären, was die Austreibungsperiode ist?"

Weiter zur **225**.

**237** Das ist nicht die richtige Definition. Und es ist ganz entscheidend, diese zu kennen! Wehentätigkeit ist definiert als „schmerzhafte, palpable, länger als 30 Sekunden dauernde Kontraktionen, die häufiger als viermal pro 20 Minuten auftreten".

Sie verlieren 5 Kompetenzpunkte. Lesen Sie weiter bei **51**.

**238** Mit dieser Entscheidung scheint auch Katrin zufrieden zu sein. Sie nehmen das Telefon und wählen die Nummer. Die diensthabenden Oberärzte haben keinen Pager, sondern ein Handy, sodass auch gleich ein „Schmuse" erklingt. Hierbei betont er das „u" stets – und es klingt so gleich noch angenehmer. Sie erklären ihm die Situation.

„Kommt jetzt auf den Höhenstand an. Ich komme mal in den Kreißsaal."

Sie atmen durch und sind irgendwie froh, die Entscheidung nicht mehr treffen zu müssen. Was meint er mit „kommt auf den Höhenstand an"?

Weiter zur **57**.

Eine Verbesserung der fetalen Herzfrequenzmuster ist nach einer iatrogenen Amniotomie möglich; jedoch darf man sich nicht darauf verlassen. Die Indikation zur FBA wurde von Ihnen richtigerweise gestellt und sollte daher auch durchgeführt werden! **239**

Sie bekommen 2 Kompetenzpunkte abgezogen und gehen weiter zur **444**.

Eine Präeklampsie ist eine Erkrankung, die nicht kausal therapiert werden kann. Die Indikation zur Entbindung ist oft eine schwierige Entscheidung. Eine Entbindung aus maternaler Sicht richtet sich nach dem maternalen Zustand. Ein konservatives Vorgehen – mit dem Ziel einer Senkung der neonatalen Morbidität und Mortalität – ist bei einem Gestationsalter < 34+0 SSW grundsätzlich möglich. **240**

Die Notwendigkeit einer sofortigen Entbindung per Kaiserschnitt richtet sich nach den mütterlichen und fetalen Indikationen der schweren Präeklampsie. Laut AWMF-Leitlinie sollte eine Schwangerschaftsbeendigung „insbesondere bei assoziierter, schwerer oder therapierefraktärer Präeklampsie, disseminierter intravasaler Gerinnung, schwerer Niereninsuffizienz und Lungenödem erfolgen".

Im aktuellen Fall hat die Patientin noch keine Therapie erhalten; dies sollte in ihrem noch stabilen klinischen Zustand favorisiert werden.

Sie verlieren 2 Kompetenzpunkte. Zurück zur **415**.

Es mag an ihrer Nervosität und Aufgeregtheit liegen. Wenn Sie es sich jedoch mit Hebammen verderben wollen, dann sind Sie auf dem richtigen Weg. **241**

„Hallo, ich bin die Suse, die neue PJ-lerin!" macht Susanne es Ihnen vor.

„Schön, dass es noch jemanden mit einer guten Kinderstube gibt. Ich bin Heide."

„Mist", denken Sie. Das ist also Heide: Die erfahrene Hebamme und die gute Seele des Kreißsaals. Toller Start in den Tag. Sie gehen ebenfalls zu den Hebammen hinüber und stellen sich vor; 2 Kompetenzpunkte werden Ihnen für diesen Fehlstart abgezogen.

Weiter zur **83**.

Nein, bei einer Aminkolpitis stünden andere Merkmale im Vordergrund. **242**

Zurück zur **248** – Sie verlieren 3 Kompetenzpunkte.

**243** Auf der Wochenstation angekommen schnappen Sie sich den Wagen mit den Planetten und werden von der Stationsschwester begleitet. Vor dem Patientenzimmer schauen Sie die Dokumentation an und erklären Suse, was man alles beachten muss. Suse erzählt daraufhin ganz stolz, dass sie bereits in den USA famuliert habe, und dass dort das SOAP-Schema für die Visite verwendet worden sei. Leider habe sie vergessen, wofür SOAP steht.

Wissen Sie es?

- Nein (**480**)
- Ja, man sollte nach jeder Visite seine Hände mit Seife waschen, das verringert die Anzahl der Krankenhausinfektionen. (**322**)
- Ja, es ist ein Akronym und steht für: Subjective, Objective, Assessment, Plan. (**5**)

**244** Dieser Wert ist ohne Frage eindeutig zu hoch!

Ziehen Sie sich 2 Kompetenzpunkte ab und versuchen es noch einmal bei den Optionen von **273**.

**245** Alles, nur nicht die Hebammen unnötig bei ihrer Übergabe stören. Egal was Sie nun machen, irgendwann sollten Sie jedoch auch daran denken, eine gute Grundlage für die weitere Arbeit zu legen. Da war doch vorhin so ein Knurren ... dem müssen Sie sich jetzt erst einmal widmen. Bei einem Gang in die Kreißsaal-Küche ist leider nichts Nahrhaftes zu sehen. Somit bleibt nur der unvermeidliche Gang zu den Lieferanten-Flyern.

Weiter zur **396**.

**246** Eine Harnwegsinfektion kann eine mögliche Ursache für febrile Temperaturen sein. Die Frau gibt aber diesbezüglich keine Beschwerden an. Es ist in diesem Fall nicht zielführend!

Sie verlieren 1 Kompetenzpunkt und gehen zurück zur **138**.

**247** Eine Zeichnungsblutung – auch Zeichnen genannt – ist eine vaginale Blutung kurz vor Beginn der Geburt. Sie ist Folge der Ablösung des Schleimpfropfes im Gebärmutterhalskanal und Eröffnung kleiner Blutgefäße. Das Auftreten in früheren Phasen der Schwangerschaft kann ein Zeichen einer drohenden Frühgeburt sein. Die Blutungen können auch nach einer frauenärztlichen Untersuchung auftreten und sind nicht behandlungsbedürftig.

Typisch sind eine geringe Blutungsstärke, ein „reifer" Muttermundbefund und oft eine beginnende Wehentätigkeit. Die „Zeichnungsblutung“ muss in die differenzialdiagnostischen Überlegungen einbezogen werden.

Wenn Sie noch einmal über eine andere Differenzialdiagnose nachdenken wollen, gehen Sie zurück zur **431**, sonst führen Sie bei **308** nun eine klinische Untersuchung durch.

Während sich Frau Graf ankleidet, nehmen Sie sich den Objektträger mit der Nativzytologie. Sie legen ihn unter das Mikroskop und schauen hindurch. Sie erkennen normale Plattenepithelien, normale Laktobazillenflora, Pseudomyzelien und eine etwas erhöhte Leukozytenzahl. **248**

Dies spricht für welchen Befund?

- Trichomonadenkolpitis (**525**)
- bakterielle Vaginose (**84**)
- normaler Befund (**350**)
- Soorkolpitis (**180**)
- Aminkolpitis (**242**)

Die gesuchte Zahl ist bei diesen Zahlen nicht dabei! **249**

Gehen Sie weiter zur **309** oder, wenn Sie es nochmals versuchen möchten, zurück zur **187**.

Nein, das ist nicht die richtige Antwort. Sie verlieren 5 Kompetenzpunkte. **250**

Zurück zur **57**.

Das Antiphospholipidsyndrom (oder auch Hughes-Stovin-Syndrom, Kardiolipin-Antikörper-Syndrom, Antiphospholipidantikörper-Syndrom, APA-Syndrom, Lupus Antikoagulans) ist eine der häufigsten Autoimmunerkrankungen. Typische Symptome, die darauf hinweisen können, sind Thrombosen, wiederkehrende Fehlgeburten und intrauteriner Fruchttod. Es ist ein Risikofaktor einer hypertensiven Schwangerschaftserkrankung, jedoch nicht die gesuchte Komplikation. **251**

Sie verlieren 5 Kompetenzpunkte und gehen zurück zur **230**.

Das ist richtig. Führen die Wehen zur Eröffnung des Muttermunds, hat die Geburt begonnen. Suse kritzelt daraufhin diese Definition in ihr kleines Buch, das sie in der Kitteltasche mit sich führt. **252**

Ja, das sind sie: diese kleinen Kennzeichen im klinischen Alltag. Je höher in der Position, desto übersichtlicher wird der Kittel. Wenn nur noch der goldene Kugelschreiber in der Brusttasche blitzt, dann haben Sie es geschafft! Auch Ihre Taschen sind noch sehr, sehr gefüllt.

Während Sie in Ihren Tagträumen schwelgen, werden Sie durch ein „DRÖÖÖT!“ auf den Boden der Tatsachen zurückgeholt. Die Türklingel kündigt Arbeit an. Ganz toll, wenn das so weiter geht. Sie hören ein aufgeregtes Geschnatter und dann Ihren Namen. Dem berühmten „Cocktailpartyphänomen“ sei Dank!

Cocktailpartyphänomen: Im Stimmengewirr kann man sich bewusst auf eine Stimme konzentrieren; wird der eigene Name auf einer lauten Party genannt, zieht dies automatisch die Aufmerksamkeit auf sich.

Und wenn dieser Name auch noch aus Heides Mund kommt, hat er eine ganz bestimmte Wirkung auf Sie. Ohne groß nachzudenken stehen Sie schon stramm im Flur.

„Tja, diese natürliche Autorität, das wär‘ doch was“, denken Sie, während Ihnen von aufgeregten Menschen erklärt wird, dass die Fruchtblase geplatzt ist! Und dies doch viel zu früh! Es sind doch noch fast 2 Monate bis zum Termin!

„Schaust du sie gleich an?“, fragt Heide.

Und schon wieder funktioniert ihre natürliche Autorität: „Oui, mon capitain!“

Frau Mehdorn, die junge Patientin, trägt ein schönes rotes Halstuch. Sie möchten von ihr wissen, in welcher Schwangerschaftswoche sie ist. „Die Hebamme sagt, dass ich in der 35. SSW bin, aber meine Periode war so ungenau.“ Daraufhin nehmen Sie sich den Mutterpass und verschaffen sich einen ersten Überblick: keine Risikofaktoren, bisheriger Verlauf unauffällig.

Und der Termin?

- Sie schauen nach dem Eintrag und kontrollieren, ob er mit der letzten Periode übereinstimmt. (**524**)
- Sie schauen nach dem Eintrag der Frühsonografie und kontrollieren, ob der Termin mit der Scheitel-Steiß-Länge übereinstimmt. (**23**)
- Ist jetzt erst einmal nicht so wichtig. Sie nehmen das Ultraschallgerät und schauen nach der Fruchtwassermenge, um keine Zeit zu verlieren. (**59**)

**253** Eine sonografische Kontrolle auf Plazentareste ist eine Möglichkeit. Bei klinischem Verdacht auf Plazentareste sollte großzügig eine Nachkürettage durchgeführt werden!

Gehen Sie zurück zu den Optionen von **392**; wenn Sie bereits 5 wichtige Punkte durchgeführt haben, geht's weiter zur **182**.

Nifedipin, der Wirkstoff von Adalat, ist ein Arzneistoff aus der Gruppe der Kalziumantagonisten und wird hauptsächlich zur Behandlung der arteriellen Hypertonie eingesetzt. Ein Einsatz als Wehenhemmer ist zwar auch möglich, aber nicht intravenös! Sie verlieren 3 Kompetenzpunkte. **254**

Gehen Sie zurück zu den Optionen von **429**.

„Ich verstehe, was du meinst", sagen Sie zu Barbara. **255**

„Und, was jetzt?"

„Ich würden vorschlagen, dass wir

- erst mal gar nichts machen. Wir kontrollieren noch ein bisschen und dann sehen wir weiter." (**150**)
- eine fetale Blutgasanalyse machen." (**170**)
- die Geburt mittels VE (Vakuumextraktion) beenden." (**193**)
- die Geburt mittels Sectio (Kaiserschnitt) beenden." (**307**)

Es ist richtig: Kopfschmerzen sind häufige Nebenwirkungen einer antihypertensiven Therapie! In dem Fall ist es jedoch nicht plausibel: Die Patientin erhält keine antihypertensiven Medikamente. **256**

Sie verlieren 5 Kompetenzpunkte und gehen zurück zu den Optionen von **342**.

Ein Vena-cava-Syndrom (oder auch Vena-cava-Kompressionssyndrom) wird durch Druck des Kindes in utero auf die V. cava inferior ausgelöst. Dadurch wird der venöse Rückfluss des Blutes zum Herzen beeinträchtigt, was zu bestimmten Symptomen (Hypotonie, Schwindel, Herzrasen bis zur Bewusstlosigkeit) führt. Dieses Syndrom tritt hauptsächlich gegen Ende der Schwangerschaft – bei entsprechendem Gewicht des Kindes und vor allem auch bei Geminigraviditäten – auf, wenn die Mutter sich längere Zeit in Rückenlage befindet. Diese Situation lässt sich in der Regel durch geeignete Lagerung der Schwangeren binnen weniger Minuten beheben. Zur Entlastung der V. cava inferior ist die Schwangere in Seitenlage zu bringen, wobei aufgrund der Lage der Vene das Liegen auf der linken Seite leicht zu bevorzugen ist. Zur Vorbeugung empfiehlt es sich, längeres Liegen auf dem Rücken zu vermeiden. **257**

Dies ist jedoch nicht das gesuchte Syndrom – Sie verlieren 2 Kompetenzpunkte. Zurück zu den Optionen von **292**.

**258** Während Sie Suse erklären, ab wann man ein CTG für suspekt beurteilt und Sie hierbei Ihren kleinen Spickzettel aus der Tasche ziehen, fällt Ihnen auf, dass Ihre erste Beurteilung nicht richtig ist. Dieses CTG ist unauffällig.

Sie verlieren 5 Kompetenzpunkte und gehen zur **295**.

**259** Nein: Tokolytika sollten in der klinischen Routine nicht kombiniert werden! Schon die alleinige Anwendung von Betasymathikomimetika oder Magnesiumsulfat in hoher Dosierung kann schwerste Nebenwirkungen hervorrufen. In der Schwangerschaft sind zudem die Pharmakokinetik und -dynamik meist unbekannt. Kombinationen von Tokolytika sind ungenügend untersucht und ihre Nebenwirkungen unabsehbar.

Sie verlieren 4 Kompetenzpunkte; gehen Sie zurück zur **73**.

**260** Richtig. Zur antenatalen Kortikosteroidgabe kann Dexamethason in einer Dosierung von 4 × 6 mg im Abstand von 12 Stunden intramuskulär verwendet werden.

Gehen Sie weiter zur **413** oder, wenn Sie sich noch mit der Dosierung von Betamethason befassen wollen, zurück zur **298**.

**261** Papgar? Sagen wir mal: Knapp daneben!

Doch knapp daneben ist auch vorbei – daher 2 Kompetenzpunkte weniger; und zurück zur **550**.

**262** Ohne Zweifel besteht bei Patientinnen nach einer Kinderwunschbehandlung eine enorme psychische Belastung. Diese ist nach einem zweiwöchigen Klinikaufenthalt sicher nicht geringer geworden. Jedoch muss man gerade bei solchen Patientinnen besonders aufmerksam sein, da man dazu neigen könnte, manche Angaben nicht ernst zu nehmen.

Sie gehen zurück zur **210** und lesen sich den Text noch einmal genauer durch.

**263** Die Kontrolle des Kindsgewichts steht in dieser Situation sicher nicht im Vordergrund; sie darf im Verlauf durchgeführt werden.

Sie verlieren 3 Kompetenzpunkte. Gehen Sie zurück zu den Optionen von **392**.

**264** Kopfschmerzen sind nicht das klassische Symptom eines HELLP-Syndroms – auch wenn es ein Symptom in diesem Prozess sein kann. Die

Kenntnis hierüber ist ausgesprochen wichtig und muss sitzen! Da Sie dies bereits bei Frau von Braun wissen mussten, werden Ihnen 10 Kompetenzpunkte abgezogen.

Zurück zu den Optionen von **515** mit einem erneuten Versuch. Wenn dies bereits Ihr zweiter, dritter oder vierter Versuch sein sollte: Ziehen Sie sich nicht 10, sondern nur weitere 4 Kompetenzpunkte ab.

Hier sind viele Punkte aufgeführt, die das Risiko erhöhen – jedoch stellt ein Punkt keinen Risikofaktor dar. **265**

Sie verlieren 5 Kompetenzpunkte. Gehen Sie zurück zur **51**.

Es ist nie verkehrt, jemand Erfahrenen hinzuzuziehen, wenn man nicht mehr weiterweiß. Daher ist diese Option in Ordnung. Sie berichten Dr. Schmuse am Telefon die klinische Situation und beschreiben den Schallbefund. **266**

„Was haben Sie denn bei einer Frau mit einem Milcheinschuss erwartet?“, entnehmen Sie dem Telefonhörer.

„Milcheinschuss? Mist!“, denken Sie.

Sie sagen Ihrem Oberarzt, dass es sich damit erledigt hat und legen den Telefonhörer zurück auf die Gabel. Sie gehen zur Patientin und erklären ihr, dass es sich um einen Milcheinschuss handelt und dies am dritten Tag nach Geburt normal ist. Die Temperaturerhöhung ist dadurch auch erklärbar. Da die Patientin sonst keine Beschwerden angibt, verlassen Sie mit Ihrem Anhang das Zimmer. Sie manövrieren zusammen den Visitenwagen mit den Planetten ins Stationszimmer.

„Gibt es sonst noch irgendwas Akutes?“, fragen Sie Elena.

Sie verlieren 3 Kompetenzpunkte. Weiter zur **545**.

Die Patientin versucht sich etwas unbeholfen vom Gel zu befreien. Aus den Augenwinkeln sehen Sie, wie Suse in ihrem kleinen Geburtshilfe-Büchlein blättert, das sie immer bei sich trägt – und hören sie kurz daraufhin sagen: „Hier steht aber, dass man erst ab 14 Tage über dem Termin von einer Übertragung spricht. Und die Zeit vom errechneten Termin bis dahin wird als Terminüberschreitung bezeichnet.“ **267**

Sie versuchen die Situation zu überspielen, indem Sie sagen, dass dies doch eh alles nur akademisch und für die Praxis nicht relevant ist. Doch dann fällt Ihnen dazu ein, dass eine Terminüberschreitung häufig, eine Übertragung heute jedoch selten ist, weil vorher eine Geburtseinleitung empfohlen wird. Außerdem erinnern Sie sich an die Leitlinie der Deutschen Gesellschaft für Gynäkologie und Geburtshilfe (DGGG) zum „Vorgehen bei Terminüberschreitung und Übertragung" von 2010, die im Jahr 2014 überarbeitet wurde und für den klinischen Alltag hilfreich ist. Weil Ihnen das aber etwas zu spät eingefallen ist, verlieren Sie 2 Kompetenzpunkte.

Weiter zur **38**.

**268** Aber nein! Cephalosporine können nicht nur in der Schwangerschaft gegeben werden, sie gehören sogar zu den Antibiotika der Wahl in der Schwangerschaft und Stillzeit.

Sie verlieren 2 Kompetenzpunkte und gehen zurück zur **54**.

**269** Die Antwort ist richtig. Das „fetofetale Transfusionssyndrom" ist ein Krankheitsbild, das bei monochorialen Geminigraviditäten entstehen kann. Durch verbindende Gefäße in der gemeinsamen Plazenta kann eine Blutumverteilung stattfinden. Auf diese Weise bekommt ein Zwilling – der Empfänger oder Rezipient – zu viel Blut, der andere Zwilling – der Spender oder Donor – zu wenig. Beim Rezipienten kann dies zu einer Belastung des Herz-Kreislauf-Systems und zum Tod durch Herzversagen führen; der Donor kann an der Unterversorgung sterben. In der sonografischen Diagnostik kann anhand bestimmter Kriterien der Schweregrad beurteilt werden.

Nach Quintero werden 5 Stadien unterschieden:

- Stadium I und II unterscheiden sich nur dadurch, dass im Stadium I noch eine Blasenfüllung des Donors zu finden ist, während diese im Stadium II nicht mehr vorhanden ist.
- Das Stadium III ist durch pathologische Doppler-Werte gekennzeichnet.
- Im Stadium IV findet man einen Hydrops (generalisierte Flüssigkeitsansammlung) des Rezipienten aufgrund eines schweren Herzversagens.
- Im Stadium V liegt der intrauterine Fruchttod eines oder beider Feten vor.

Beim ausgeprägten fetofetalen Transfusionssyndrom ist die Prognose ohne Therapie sehr schlecht: Die Mortalität liegt bei 80–90 %. Therapeutisch kommen Fruchtwasserentlastungspunktionen und eine fetoskopische Laserkoagulation infrage. Wiederholte Fruchtwasserentlastungspunktionen führen jedoch lediglich zu einer symptomatischen Verbesserung. Da die plazentaren Gefäßanastomosen weiterhin bestehen bleiben, ist dies keine kausale Therapie. Dagegen ist die fetoskopische Laserkoagulation der Anastomosen eine kausale Therapie. Hierdurch wird versucht, die monochoriale Hämodynamik in eine dichoriale umzuwandeln.

Weiter bei **544**.

Der Haptoglobin-Wert, der sensitivste Parameter, ist im Fall einer Hämolyse erniedrigt! Das freie Haptoglobin bindet an die hämolytischen Produkte im Blut. Sie müssen zwar nicht alle Referenzbereiche immer auswendig kennen, da Ihnen der Laborbefund diesen auch mit angibt, jedoch ist es sicher nicht schlecht, wenn Sie grob die Eckwerte kennen. **270**

Ziehen Sie sich 2 Kompetenzpunkte ab. Weiter geht's zur **426**.

Nein, bei einer Aminkolpitis würde man einen anderen Befund erwarten. **271**
Sie bekommen 4 Kompetenzpunkte abgezogen.

Gehen Sie zurück zur **6** und überlegen noch einmal neu.

Sie gehen mit der Akte in die Kreißsaal-Zentrale und geben Heide über den aktuellen Stand Auskunft. Sie erklärt daraufhin den von Brauns den Weg zur Aufnahme und informiert die Station über die Aufnahme. Während Sie gerade versuchen etwas zu entspannen, kommt Barbara in die Zentrale. **272**

„Schön, dass du gerade da bist. Wollte Dich sowieso rufen."

Dies klingt immer nach Arbeit. „Telepathie!", scherzen Sie.

„Könntest Du bitte mal im Kreißsaal 3 nach dem CTG schauen. Das gefällt mir nicht so ganz."

„Wie weit ist sie?", wollen Sie daraufhin wissen.

„Müssten so 7–8 Zentimeter sein."

„Kein Problem, ich schau mal nach."

„Warte, ich komme mit", sagt Suse und steht schon wieder parat.

Irgendwie scheint Suses Wunsch, dass heute etwas los ist, eher in Erfüllung zu gehen als Ihre Vorstellung von einem schönen Dienst. Sie öffnen die Tür zu Kreißsaal 3 und blicken in das nicht mehr so entspannte Gesicht von Frau Meier. Immer wieder erstaunlich, wie sich das innerhalb von wenigen Stunden ändern kann!

Ein Blick auf den grünen Streifen, den das CTG-Gerät ausspuckt, liefert das folgende Bild (Abbildung 6).

Wie lautet Ihre Beurteilung?

- normal (**15**)
- suspekt (**410**)
- pathologisch (**87**)

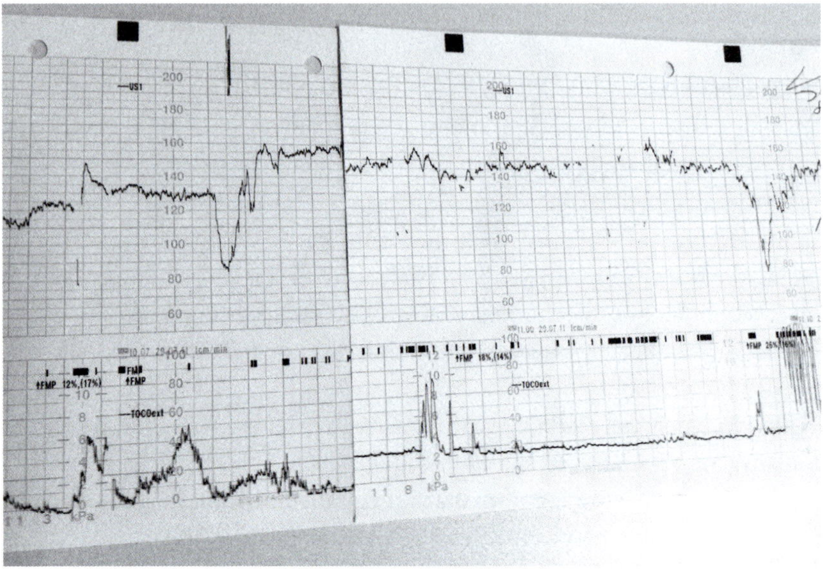


**Abbildung 6:** Das CTG – Wie beurteilen Sie es? (**272**)

**273** Engmaschige Blutdruckmessungen und eine Laborkontrolle sind wichtige Untersuchungen. Da der Urinbefund bei der Aufnahmeuntersuchung hinsichtlich einer potenziell relevanten Proteinurie auffällig war, sollte dieser noch abgeklärt werden. Eine Untersuchung mittels 24-Stunden-Sammelurin ist eine empfohlene Option. Eine schnellere Möglichkeit der Abklärung wäre eine Protein-Kreatinin-Ratio; dieses Ergebnis steht bereits nach kurzer Zeit zur Verfügung.

Ab wann würden Sie eine Proteinurie als auffällig beurteilen?

Ab einer Proteinmenge von

≥ 1 g/24-Stunden-Sammelurin. (**464**)

≥ 3 g/24-Stunden-Sammelurin. (**294**)

≥ 30 mg/24-Stunden-Sammelurin. (**71**)

≥ 100 mg/24-Stunden-Sammelurin. (**486**)

≥ 300 mg/24-Stunden-Sammelurin. (**337**)

≥ 1500 mg/24-Stunden-Sammelurin. (**244**)

**274** Dr. Schmuse ist kurz darauf im Kreißsaal und schaut mit Ihnen das CTG an. „Gut, gehen wir zur Patientin“, meint er nach einem kurzen Blick. Da er die Situation besser einschätzen möchte, führt er nochmals eine vaginale Untersuchung durch und stellt daraufhin die Indikation zur Vakuumextraktion (VE).

„Bereiten Sie bitte alles vor", sagt er zu Katrin.

„Was soll ich vorbereiten? KiWi (Abbildung 7) oder die Metallglocke?"

„Kiwi bitte."

Weiter zur **10**.

Bei einem fraglichen Flüssigkeitsabgang sind Schnelltests eine gute dia- **275**
gnostische Option, einen Blasensprung zu bestätigen oder auszuschließen. Die verschiedenen Tests weisen im Vaginalsekret Bestandteile (z. B. α-Mikroglobulin-1, nicht phosphoryliertes Insulin-like Growth Factor Binding Protein-1) nach, die sich nur im Fruchtwasser befinden. Der Nachweis im Vaginalsekret ist somit ein sicheres Anzeichen für Risse in der Embryonalhülle, da sie nur so in nachweisbarer Menge in die Vagina gelangen können. In 90 % der Fälle ist jedoch eine klinische Diagnose des Blasensprungs möglich.

In einer Art Tagtraum erscheint Ihnen Ihr Chef, der mahnend den Zeigefinger hebt und betont, dass eine ökonomische Arbeitsweise heute wichtig ist und unnötige kostenpflichtige Untersuchungen – wenn möglich – vermieden werden sollen. Es wird Ihnen zwar nichts vom Gehalt abgezogen, aber Sie verlieren 1 Kompetenzpunkt – und gehen zur **47**.

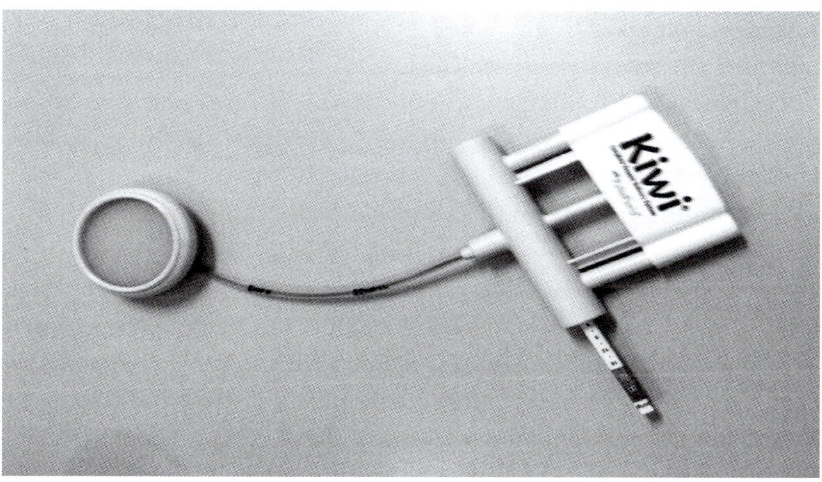


**Abbildung 7:** KiWi-Saugglocke. (**274**)

**276** Suse kommt in die Zentrale. Sie strecken ihr das CTG zur Begrüßung entgegen.

„Wer ist das? In welcher Woche ist das?" fragt sie.

„Richtige Fragen", sagen Sie, „27-jährige II-Gravida, I-Para mit 29+4 SSW. Und was siehst du?"

„Gut, also: Das CTG ist unauffällig, Kindsbewegungen sind reichlich vorhanden und 4 Kontraktionen."

Sie nehmen das CTG und schauen sich noch mal alles an. Von wegen fehlende Kindsbewegungen – die sind reichlich vorhanden. Noch wichtiger sind die Kontraktionen, die deutlich zu sehen sind. Sie schütteln kurz den Kopf. „Gut, dann schauen wir uns jetzt die Dame an."

Sie nehmen die Akte und gehen zu Frau Graf, die vor dem Ultraschallraum sitzt.

Sie haben übrigens gerade 5 Kompetenzpunkte verloren. Weiter zur **333**.

**277** In einer akuten Blutungssituation ist vieles angebracht, jedoch kein abwartendes Vorgehen! Eine Gerinnungsdiagnostik und vor allem deren Verlauf geben wichtige Informationen. Dennoch sollten vor Erhalt der Laborergebnisse andere Maßnahmen ergriffen werden – Sie verlieren 3 Kompetenzpunkte.

Gehen Sie zurück zu den Optionen von **392**; wenn Sie bereits 5 wichtige Punkte durchgeführt haben, geht's weiter zur **182**.

**278** Welches Medikament geben Sie in dieser Situation zur Blutdrucksenkung?

- ACE-Hemmer (**227**)
- α-Methyldopa, z. B. Presinol (**204**)
- Betablocker (**100**)
- Nifedipin (**546**)
- Sartane (**330**)
- ein anderes Medikament (**194**)

**279** Hypertensive Schwangerschaftserkrankungen können aktuell nur symptomatisch und nicht kausal therapiert werden. Das HELLP-Syndrom verläuft fluktuierend in Schüben. Es ist eine Remission (bis zu 46 %), aber auch eine Exazerbation innerhalb von Stunden möglich. Vor allem die Entwicklung einer Gerinnungsstörung ist beim HELLP-Syndrom häufiger als bei der Präeklampsie. Die Indikation zur Entbindung sollte sich daher am maternalen Zustand orientieren.

Unter der 34+0 SSW sollte somit in Hinblick auf die neonatale Morbidität und Mortalität ein konservatives Vorgehen in Betracht gezogen werden. Wird die Situation durch eine assoziierte schwere – ggf. auch therapierefraktäre – Präeklampsie, eine Gerinnungsstörung (DIC), eine schwere Niereninsuffizienz oder ein Lungenödem kompliziert, sollte dies auch vor der 34+0 SSW Anlass zur Beendigung der Schwangerschaft geben.

Ab der 34+0 SSW sollte die Schwangerschaft bei nachgewiesenem HELLP-Syndrom beendet werden.

Sie verlieren 5 Kompetenzpunkte und gehen weiter zur **382**.

**280**

An eine Thrombose sollte man auch immer denken. In diesem Fall kann diese aber ausgeschlossen werden.

Gehen Sie zurück zur **102**.

**281**

Sie erkennen am ausgefüllten Mutterpass, dass sich die Patientin in engmaschiger Betreuung befunden hat. Es handelt sich anscheinend um ein eher kleineres Kind mit gutem Wachstum. Es liegen ein Nikotinabusus und ein Zustand nach Frühabort mit Nachkürettage vor. Ansonsten sehen Sie keine Auffälligkeiten.

„Gut", meinen Sie, „dann machen wir mal einen Ultraschall."

Weiter zur **123**.

**282**

ACOG ist die Abkürzung für den American Congress of Obstetricians and Gynecologists, der größten gynäkologisch-geburtshilflichen Fachgesellschaft in den USA; sie wurde als American College of Obstetricians and Gynecologists 1951 in Chicago (Illinois) gegründet.

Sie ziehen sich 2 Kompetenzpunkte ab. Wenn Sie schon 2 Fehlversuche hinter sich haben, lesen Sie weiter bei **226**, sonst wählen Sie aus folgenden Optionen:

- Van-Nuys-Ccore (**491**)
- BI-RADS-Score (**17**)
- Misgav-Ladach-Score (**68**)
- Bishop-Score (**28**)
- Quintero-Score (**113**)

**283**

Sie informieren Dr. Schmuse über die besorgniserregende Situation. Komischerweise scheint er gar nicht besorgt zu sein.

„Wie sind denn die anderen Parameter?", will er wissen.

„Die anderen Werte sind gut."

„Hat sie Fieber?"

„Nein."

„Wie sieht das CTG aus? Tachykard?"

„Nein."

„Und wie kommen Sie dann auf die Idee, dass ein Amnioninfektionssyndrom vorliegen könnte?"

Das ist eine berechtigte Frage. „Na, weil die Leukozyten sich seit gestern erhöht haben."

„Also, jetzt hören Sie mal zu … An ein Amnioninfektionssyndrom sollten Sie bei folgenden Punkten denken: Fieber, mütterliche oder fetale Tachykardie, druckschmerzhafter Uterus, zunehmende Wehentätigkeit, übel riechendes Fruchtwasser, Leukozytose und eine – serielle – Erhöhung des CRP. Sie haben nur die Leukozytose, richtig?"

„Ja", antworten Sie mit dünner Stimme.

„Frau Mehdorn, hat die nicht eine Lungenreifeinduktion?"

„Ja, gestern begonnen, wegen des frühen vorzeitigen Blasensprungs."

„Na also, da haben wir es schon: Unter einer Lungenreifeinduktion kann es zu einem Anstieg der Leukozyten kommen."

Tja, das ist dann eine sehr hilfreiche Information.

Sie verlieren 4 Kompetenzpunkte und gehen zur **466**.

**284** „Nein, das wird sie nicht!"

„Wie bitte?", fragen Sie ungläubig.

„Ich habe gerade einen Anruf von Ihrem Frauenarzt erhalten: Frau Graf hatte vor ein paar Stunden daheim eine Frühgeburt! Sie bekam starke Schmerzen und hat den Notarzt informiert. Als der eintraf, war das Kind schon geboren: Es ist aufgrund seiner Frühgeburtlichkeit mittlerweile verstorben!"

Sie ringen nach Luft. Ihnen wird schwindlig. Und die Knie ganz weich. „Bitte jetzt! Jetzt muss jemand kommen und mich wecken!" Doch Ihr innerer verzweifelter Schrei bleibt ungehört!

„Mein Gott, was haben Sie sich dabei gedacht? Wieso haben Sie sie nach Hause gelassen? Bei vorzeitigen Wehen? In der frühen Woche?"

Doch Sie können nichts sagen.

„Auf, wir gehen jetzt zur Übergabe in den Kreißsaal."

Der Weg nach unten – jeder Schritt wie auf Watte. Die Füße ganz taub. Sie betreten den Kreißsaal und treffen auf das Team, das Sie gestern begrüßt hat. Heide und Barbara wuseln in den Gängen herum; und der gynäkologische Dienst übergibt sich in umgekehrter Reihenfolge. Und da ist auch Ihr Kollege: Die Augenringe sind verschwunden, viel fitter sieht er aber auch nicht aus.

„Sag mal: Das ist doch eine Frechheit! Arbeitest du eigentlich auch was?", raunt er Sie an. „Nur eine Geburt! Das gibt's doch nicht ..." und schüttelt den gesenkten Kopf.

Der hat Probleme! Sie sind gar nicht bei der Sache. Zu tief sitzt der Schock. Dr. Schmuse informiert das Team über die Situation. Wie durch einen Schleier nehmen Sie alles wahr. Ihr knurriger Kollege schaut Sie jetzt ganz mitleidig an. Ihr Blick geht nur gen Boden. Sie trauen sich nicht, auch nur irgendjemanden in die Augen zu blicken. Und Sie wollen auch gar nichts mehr hören. Sie geben den Pager ab. Und fliehen, als sich die erste Möglichkeit bietet. Zuerst ins Zimmer. Apathisch wechseln Sie die Klamotten. Ihre Augen füllen sich mit Tränen. Sie wollen nur noch weg. Die Tür nach draußen; Sie drücken die Klinke nach unten und ... Regen!

Nicht Sie haben es geschafft – Ihr erster Dienst hat Sie geschafft!

Sie verlieren 50 Kompetenzpunkte! Wenn das nur alles wäre ...

ENDE

Diese Werte sind zu hoch! **285**

Sie verlieren 5 Kompetenzpunkte und gehen zurück zur **475**.

Neben der Höhenstanddiagnostik sollten bei einer Vakuumextraktion **286**
alle 5 aufgeführten Punkte kontrolliert werden. Die Haltung und die Einstellung sollten überprüft werden und ein Blasensprung sollte stattgefunden haben; ein Kopf-Becken-Missverhältnis muss ausgeschlossen und die Harnblase leer sein; des Weiteren sollte eine adäquate Analgesie vorliegen.

Für jeden Punkt, den Sie vergessen haben, wird Ihnen 1 Kompetenzpunkt abgezogen.

Die Patientin liegt in Steinschnitt-Lagerung. Dr. Schmuse legt die Glocke an und kontrolliert, ob Gewebe eingeklemmt wurde. Danach sorgt er über den Handgriff für einen Unterdruck. Nachdem er 2 Minuten gewartet hat – und sich so ein Ödem im Bereich der Glocke ausgebildet hat – zieht er wehensynchron in der Führungslinie: Der Kopf des Kindes kommt schon deutlich tiefer. Der Damm spannt furchtbar und scheint ein Geburtshindernis zu sein, sodass Dr. Schmuse Ihnen andeutet, dass Sie eine Episiotomie schneiden sollen.

Wie führen Sie diese durch?

- median (**201**)
- medio-lateral (**381**)
- lateral (**453**)

**287** Sie sind davon überzeugt, dass der Geburtstermin aktualisiert werden muss. Ob diese Entscheidung richtig war, werden Sie in Kürze erfahren.

Weiter zur **424**.

**288** „Das klingt ja klasse", antwortet Frau Graf. „Ich hatte schon befürchtet, dass ich hierbleiben muss."

„Nein, keine Bange. Das bekommen wir schon hin."

Sie schreiben einen kurzen Bericht und begleiten Sie nach draußen.

„Bis demnächst", verabschiedet sie sich.

„Ja, bis dann."

„Das war ja beeindruckend", meldet sich Suse zu Wort. „Da fällt mir noch was ein ... wie heißt eigentlich der Score?"

Weiter zur **519**.

**289** Das Informieren der anästhesiologischen Kollegen ist sicherlich eine sinnvolle Maßnahme. Sie sollte jedoch nicht an erster Stelle stehen, da viele Ursachen schnell behoben werden können.

Gehen Sie zurück zu den Optionen von **392**; wenn Sie bereits 5 wichtige Punkte durchgeführt haben, geht's weiter zur **182**.

**290** Die erhaltenen Werte können sehr wohl einen glaubwürdigen Befund darstellen!

Ein CTG ist in einem hohen Prozentsatz falsch pathologisch. Daher sollte man, wenn möglich, einen pathologischen CTG-Befund objektivieren. Eine Wiederholung des CTG wäre daher nur eine zusätzliche Belastung für Mutter und Kind und sollte in diesem Fall unterbleiben.

Sie verlieren 8 Kompetenzpunkte und gehen zurück zu den Optionen von **325**.

**291** Eine Patientin mit Verdacht auf eine Präeklampsie ist eine absolute Risikopatientin! Die hypertensiven Erkrankungen gehören zu den Erkrankungen mit der höchsten Morbidität und Mortalität in der Schwangerschaft. Prodromalsymptome müssen einem Geburtshelfer bekannt sein!

Man muss sich schon sehr sicher sein und gefährliche Erkrankungen ausgeschlossen haben, um Symptome als Zeichen einer zunehmenden Hospitalisation abzustempeln.

In diesem Fall ist es eine gefährliche Fehleinschätzung, die Sie 10 Kompetenzpunkte kostet!

Zurück zu den Optionen von **342**.

Eine dichoriale Geminigravidität hat eine deutlich bessere Prognose! Bei einer monochorialen Geminigravidität kann es zu einem bestimmten Syndrom kommen. **292**

Wie bezeichnet man dieses Syndrom?

- Vena-cava-Syndrom (**257**)
- fetofetales Transfusionssyndrom (**269**)
- Hydrops fetalis (**318**)
- Quintero-Syndrom (**385**)
- Laser-Syndrom (**490**)

Und an was für Risikofaktoren haben Sie sonst so gedacht? Hier sind einige Risikofaktoren aufgeführt. **293**

Sie verlieren 20 Kompetenzpunkte. Gehen Sie zurück zur **51**.

Dieser Wert ist ohne Frage eindeutig zu hoch! **294**

Ziehen Sie sich 2 Kompetenzpunkte ab und versuchen es noch einmal bei den Optionen von **273**.

„Ja, keine Sorge – es ist alles bestens.“ Sie werfen einen kurzen Blick in die Akte und sehen den Untersuchungsbefund der Hebamme: „Portio mediosakral, 1 cm, weich, Muttermund ca. 4 cm, VT (vorangehendes Kindsteil) fest im Beckeneingang“. **295**

Weiter zur **232**.

Eine Hypertonie – in 80 % der Fälle – und eine Proteinurie – in 85–95 % der Fälle – sind häufig bei einem HELLP-Syndrom vorzufinden. **296**

Jedoch sollte man sich nicht ganz darauf verlassen: In 15 % weisen die Patientinnen weder eine Proteinurie noch eine Hypertonie auf – ein sog. HELLP-Syndrom sine prae-eclampsia!

Ein antihypertensives Medikament ist nicht geeignet, in dem beschriebenen Maße eine Prolongation der Schwangerschaft herbeizuführen.

Sie verlieren 3 Kompetenzpunkte. Zurück zur **382**.

**297** Komisch, davon hat Dr. Schmuse gar nichts mitbekommen. So was kann ganz schnell nach hinten losgehen. Die Indikation zu einem operativen Eingriff muss von einem Facharzt gestellt werden! Und dieser sollte auch anwesend sein. Ein zu aggressives und selbstsicheres Vorgehen kann Menschen gefährden!

Sie verlieren 40 Kompetenzpunkte (eigentlich „game over“). Zurück zur **129**.

**298** Betamethason und Dexamethason passieren ungehindert die Plazentarschranke und sind so mit einer ausreichenden Konzentration im fetalen Blut vorzufinden (30 % beim Betamethason, 100 % beim Dexamethason). Diese beiden Wirkstoffe sollten zur Lungenreifeinduktion verwendet werden. Ein Cochrane-Review, der alle Studien zu diesem Thema berücksichtigt hat, schlussfolgert, dass keine Substanz gegenüber der anderen vorteilhaft ist.

Übrigens: Heute sollte man nicht mehr von „Lungenreifeinduktion“ sprechen. Es wird vielmehr die international geläufige Bezeichnung „antenatale Kortikosteroidgabe“ oder „antenatale Steroidgabe“ verwendet. Der wesentliche Nutzen der Kortikosteroide ist nicht nur die Lungenreifeinduktion, sondern auch eine Verringerung von Mortalität, Hirnblutungen und nekrotisierenden Enterokolitiden. Die Vorteile auf eine bessere Lungenreifung zu reduzieren wird daher der Sache nicht gerecht.

In welcher Dosierung würden Sie Betamethason oder Dexamethason verabreichen?

- Betamethason i.v. 2 × 12 mg (12 mg, erneute Gabe nach 24 Stunden) (**476**)
- Betamethason i.m. 2 × 12 mg (12 mg, erneute Gabe nach 24 Stunden) (**312**)
- Betamethason p.o. 2 × 12 mg (12 mg, erneute Gabe nach 24 Stunden) (**86**)
- Dexamethason i.m. 2 × 12 mg (12 mg, erneute Gabe nach 24 Stunden) (**12**)
- Dexamethason i.m. 4 × 6 mg (6 mg, 3 weitere Gaben nach jeweils 6 Stunden) (**260**)

Wenn Sie sich über die richtigen Dosierungen im Klaren sind, geht es weiter zur **413**.

**299** Junge Frauen (< 18) haben ein höheres Risiko für eine Frühgeburt.

Zurück zu den Optionen von **51**. Wenn Sie bereits 5 Risikofaktoren erkannt haben, gehen Sie weiter zur **378**.

Misoprostol (Cytotec) ist ein synthetisches Prostaglandin; es wurde 2006 in Deutschland aus wirtschaftlichen Gründen vom Markt genommen. Misoprostol ist ein sehr wichtiges Medikament und vor allem in Dritte-Welt Ländern unverzichtbar. Daher wurde es von der WHO auf die Liste der „essential medicines" aufgenommen. Viele Kliniken besorgen sich Misoprostol über die Auslandsapotheke; der Off-Label-Use ist dabei zu beachten. Es wird in einer Dosierung von bis zu 1000 µg rektal angewendet. Ein Vorteil gegenüber anderen First-Line-Uterotonika ist nicht ausreichend nachgewiesen: Misoprostol stellt eine weitere Option dar – initial sollte jedoch ein anderes Medikament verwendet werden, da auch die Wirkung erst verzögert eintritt. **300**

Sie verlieren 2 Kompetenzpunkte; gehen Sie zurück zur **89**.

Sie wählen die Nummer, die Sie sich in Ihr Gedächtnis eingehämmert haben und hören schon kurz darauf ein: „Schmuse!". Ihr Helfer in der Not! Sie bitten Dr. Schmuse kurz auf das „Sonobild" zu schauen, und dann mit Ihnen zusammen die Punktion durchzuführen. Doch irgendwie scheint er ein bisschen komisch zu sein. Jedenfalls sagt er nur: „Okay, ich komme gleich. Bitte machen Sie bis dahin unter keinen Umständen etwas." Kurz darauf ist er schon da. Er wirft einen Blick auf die Patientin und das Sonografiebild und erklärt dann umgehend der Patientin, dass sie sich keine Sorgen machen müsse. „Es handelt sich um einen Milcheinschuss. Das ist am dritten Tag nach Geburt normal und die Temperaturerhöhung ist dadurch auch erklärbar." Mit jedem Wort sinken Sie etwas mehr in sich zusammen. **301**

Jedoch haben Sie nicht alles falsch gemacht: Es ist immer richtig, dass man in Situationen, in den man sich überfordert fühlt, einen erfahrenen Kollegen hinzuzieht. Dafür ist er ja auch da. Irgendwie ist es Ihnen dennoch peinlich, sodass Sie sich 10 Kompetenzpunkte abziehen. Sie gehen mit Elena und Suse zurück ins Stationszimmer und springen zur **545**.

Suse kommt relativ schnell zurück und sieht aus wie ein geprügelter Hund. Sie habe Barbara, die zusammen mit Heide beim Frühstück saß, Ihre Frage mitgeteilt. Woraufhin Barbara etwas, wollen wir mal sagen, „verwundert" war: Sie könne gerne ihr Frühstück unterbrechen und im **302**

Mutterpass, der in der Akte ist, nachschauen. So in etwa war die Antwort. Nachdem Sie dies von Suse gehört haben, murmeln Sie etwas Unverständliches vor sich hin und greifen nach dem Mutterpass.

Nachdem Sie sich 2 Kompetenzpunkte abgezogen haben, gehen Sie weiter zur **281**.

**303** Der Kollege wird auf dieser Homepage sicher einiges erfahren; und mit seinen Informationen richtig auftrumpfen können. Ob er da eine zuverlässige Information über Medikamente in der Schwangerschaft erhalten wird, ist jedoch eher fraglich.

Minus 2 Kompetenzpunkte. Zurück zur **42**.

**304** Das ist richtig. Der Haptoglobin-Wert, der sensitivste Parameter, ist im Fall einer Hämolyse erniedrigt! Das freie Hämoglobin im Blut bindet sich an die hämolytischen Zerfallsprodukte. Wenn Sie dies richtig wussten, gewinnen Sie 1 Kompetenzpunkt.

Weiter geht's zur **426**.

**305** Das ist nicht die richtige Definiton. Und es ist ganz entscheidend, diese zu kennen! Wehentätigkeit ist definiert als „schmerzhafte, palpable, länger als 30 Sekunden dauernde Kontraktionen, die häufiger als viermal pro 20 Minuten auftreten“.

Sie verlieren 5 Kompetenzpunkte. Lesen Sie weiter bei **51**.

**306** Die chronische Hypertonie, die Gestationshypertonie und die Präeklampsie gehören zum Formenkreis der hypertensiven Erkrankungen und treten in 6–8 % aller Schwangerschaften auf. Früher zählte man auch die Pfropfpräeklampsie dazu. Die Auswirkungen auf die Schwangerschaft sind erheblich, denn sie tragen zu 20–25 % der perinatalen Mortalität bei und stehen an erster bis dritter Stelle der mütterlichen Todesursachen. Insbesondere die Präeklampsie ist für jeden dritten Fall schwerer geburtshilflicher Morbidität, für eine fünffach gesteigerte perinatale Mortalität und weltweit für mindestens 50 000 mütterliche Todesfälle pro Jahr verantwortlich.

Richtig ist, dass Sie nicht die chronische Hypertonie gewählt haben. Sie ist entsprechend der neuen Leitlinie definiert als eine präkonzeptionell oder im ersten Trimenon diagnostizierte Hypertonie (Blutdruckwerte > 140/90 mmHg). Frau von Braun hatte jedoch bislang regelrechte Blutdruckwerte, sodass diese Diagnose nicht plausibel ist.

Die Gestationshypertonie ist definiert als eine nach dem ersten Trimenon auftretende Hypertonie (Blutdruckwerte ≥ 140/90 mmHg) bei einer zuvor normotensiven Schwangeren. Zusätzliche Kriterien, die eine Präeklampsie definieren, sind dabei nicht erfüllt.

Bei Frau von Braun ist aber der Urinstix hinsichtlich einer Proteinurie auffällig. Zusätzlich zur Blutdrucksteigerung ist damit eins der Kriterien für eine Organmanifestation (signifikante Proteinurie oder eine Beteiligung von Leber, hämatologischem System oder zentralem Nervensystem) erfüllt. Damit ist bei Frau von Braun eine Präeklampsie am wahrscheinlichsten.

Eine Pfropfpräeklampsie gibt es in der überarbeiteten Leitlinie nicht mehr. Man sprach davon, wenn zur chronischen Hypertonie noch eine Gestationsproteinurie hinzukam, heute wird ein solcher Fall auch als Präeklampsie bezeichnet.

Sie gehen mit 2 Kompetenzpunkten weniger weiter zur **103**.

„Ein Kaiserschnitt? Bist du da nicht ein bisschen voreilig“, gibt Barbara zu **307**
bedenken. „Ich habe ja auch kein gutes Gefühl, aber gleich das? Willst du nicht eine FBA (= fetale Blutgasanalyse; früher als Mikroblutuntersuchung bezeichnet) machen?“

Wenn Sie so darüber nachdenken ... die Idee klingt gar nicht schlecht. Weil es aber leider nicht Ihre Idee war, ziehen Sie sich 2 Kompetenzpunkte ab.

Weiter geht’s bei **119**.

Bei der klinischen Untersuchung können Sie eine größere Blutung aus- **308**
schließen. Der Muttermund ist geschlossen und auf der Portiooberfläche lächelt Sie eine Portioektopie an, die bei Kontakt etwas blutet. Die Sonografie weist ein zeitgerechtes Wachstum und eine unauffällige Plazenta im Fundusbereich nach. Das CTG ist ebenfalls unauffällig. Sie beruhigen Frau Bärl: „Das, was da geblutet hat, bezeichnen wir als eine ‚Portioektopie‘; das ist sehr häufig in der Schwangerschaft. Es ist Gewebe am ‚Gebärmuttereingang‘, das leicht auf Kontakt – z. B. durch eine Untersuchung beim Frauenarzt oder beim Geschlechtsverkehr – bluten kann. Es ist aber nicht gefährlich!“

„Jetzt verstehe ich es. Ich hatte das schon öfter, aber noch nie so stark.“

„Aktuell sehe ich keine Blutung, Sie können also unbesorgt nach Hause gehen.“

„Vielen Dank, da bin ich jetzt echt beruhigt!“

„Und ich bin wach“, denken Sie. Sie erledigen den Schreibkram und liefern die Akte bei Katrin ab.

Gehen Sie zur **7**.

**309** Die gesuchte Zahl lautet 162. Die 16 ergibt sich aus der Summe der Zahlen hinter allen genannten Punkten außer der 24-Stunden-Blutdruckmessung, die 2 ist die Zahl hinter der größenadaptierten Manschette.

Die AWMF-Leitlinie „Diagnostik und Therapie hypertensiver Schwangerschaftserkrankungen“ weist auf wichtige Punkte bei der Blutdruckmessung hin:

- Der diastolische Blutdruck soll als Korotkoff 5 (K5; Verschwinden des Tones) oder Korotkoff 4 (K4; Leiserwerden) registriert werden.
- Bei der ersten Messung soll an beiden Armen und später – bei geringen Differenzen – immer am gleichen Arm gemessen werden.
- Die 24-Stunden-Blutdruckmessung ist eine geeignete Methode, um einen Bluthochdruck in der Schwangerschaft weiter differenzialdiagnostisch abzuklären; diese ist jedoch nicht zwingend. Im Rahmen einer 24-Stunden-Blutdruckmessung wäre der Verlust des zirkadianen Rhythmus als prognostisch ungünstiges Zeichen anzusehen.
- Für die ambulante Betreuung der Schwangeren sind eine Blutdruck-Selbstmessung (Protokoll führen!) mittels Oberarmmessgerät und die Erstellung eines Tagesprofils (mindestens morgens, mittags und spätabends) empfehlenswert.

Häufige Fehlerquellen sind die Durchführung der Messung ohne (zwei- bis dreiminütige) Ruhepause und die Messung mit inadäquaten Manschetten. Oft wird, wie im aktuellen Fall vermutet, bei einer adipösen Frau nicht die richtige Manschettengröße verwendet.

Sie wollen daher von der Schwesterschülerin wissen, wie Sie den Blutdruck gemessen und welche Manschette sie verwendet hat. „Ganz normal wie immer. Habe diese Manschette hier gehabt“, antwortet sie.

Sie merken, wie ihr die Sache gerade unangenehm wird. „Okay, dann kann ich mir die Sache erklären“, sagen Sie. „Die Manschette hat für die Oberarme von Frau Kohl nicht die richtige Größe. Die Werte sind somit voraussichtlich falsch.“

Um sich aber zu vergewissern, gehen Sie mit der richtigen Manschette in der Hand in Zimmer 4. Sie begrüßen die sichtlich verunsicherte Frau Kohl und messen den Blutdruck nochmals nach. „130 zu 90“, sagen Sie. „Gar nicht schlecht für die Aufregung, die sie gerade durchstehen müssen“. Dabei lächeln Sie Frau Kohl an. Was ein Lächeln doch alles bewirken kann. Schlagartig lockern sich Frau Kohls angespannte Gesichtszüge.

„Aber wieso war der so hoch“, will sie wissen.

Sie erklären ihr in aller Ruhe Ihre Vermutung und versprechen ihr, dass die Messung noch ein paar Male kontrolliert wird. Wenn diese Kontrollen ebenfalls unauffällig sind, bräuchte sie sich keine Gedanken machen. Sie verlassen das Zimmer und grinsen Anja an: „Alles halb so wild.“

Sie dokumentieren alles in der Akte und machen sich wieder auf den Weg in den Kreißsaal. Etwas Wichtigem sollten Sie demnächst dort begegnen: Ihrem bestellten Essen!

Weiter bei **439**.

Magnesiumsulfat ist zur Tokolyse zugelassen – effektiv soll es aber nicht sein! Ja, das ist verwirrend. Magnesium wirkt in der Zelle als Kalziumantagonist und führt zur Blockade der kalziumabhängigen Phosphorylierung der Myosinkinase und dadurch zu einer myometranen Relaxation. **310**

Ein Wirknachweis gegenüber Placebo erbrachte keinen Vorteil von Magnesiumsulfat: Es wird in der Literatur als ineffektiv in der Verzögerung der Geburt oder in der Verhinderung der Frühgeburt beschrieben. Zudem ist es mit einer Erhöhung der kindlichen Mortalität assoziiert – wenn sehr hohe Dosen angewendet werden.

Maternale Nebenwirkungen sind durch die Effekte an der neuromuskulären Endplatte erklärbar; Schwäche und Abgeschlagenheit und schlimmstenfalls eine Atemdepression bis zu mütterlichen Todesfällen aufgrund von Atem- und Herzstillstand wurden bei hohen Serumspiegeln beschrieben.

Gemäß der neuen AWMF-Leitlinie „Prävention und Therapie der Frühgeburt“ sollte Magnesiumsulfat nicht mehr zur Tokolyse verwendet werden.

Sie verlieren 3 Kompetenzpunkte; gehen Sie zurück zur **406**.

Das Apgar im Apgar-Score ist kein Akronym. Es wurde nach jemand benannt. **311**

Sie verlieren 2 Kompetenzpunkte und gehen weiter zur **153**.

Richtig. Betamethason kann in einer Dosierung von 2 × 12 mg im Abstand von 24 Stunden intramuskulär zur antenatalen Kortikosteroidgabe verwendet werden. **312**

Weiter zur **413** oder, wenn Sie sich noch nicht mit der Dosierung von Dexamethason befasst haben, noch einmal zurück zur **298**.

**313** Eine Ampulle Methergin (= 1 ml) enthält 0,2 mg Methylergometrin und ist ein in Deutschland zugelassenes Medikament bei verstärkter postpartaler Blutung. In den vergangenen Jahren gab es vermehrt Berichte über schwere mütterliche Komplikationen: Koronarspasmen, Herzrhythmusstörungen, Myokardinfarkte mit Todesfällen und zerebrale Angiopathie. Intravenös sollte es langsam appliziert werden. Es ist zwar ein alternatives Medikament, jedoch sollte ein anderes bevorzugt werden.

Sie verlieren 2 Kompetenzpunkte; gehen Sie zurück zur **89**.

**314** Eine Prolongation ist unter bestimmten Gesichtspunkten definitiv empfehlenswert.

Das HELLP-Syndrom verläuft fluktuierend in Schüben. Sowohl eine Remission (bis zu 46 %) als auch eine Exazerbation innerhalb von Stunden sind mögliche weitere Verläufe. Vor allem die Entwicklung einer Gerinnungsstörung (DIC) ist beim HELLP-Syndrom häufiger als bei der Präeklampsie. Die Indikation zur Entbindung sollte sich daher am maternalen Zustand orientieren.

Unter der 34+0 SSW sollte in Hinblick auf die neonatale Morbidität und Mortalität ein konservatives Vorgehen in Betracht gezogen werden. Wird die Situation durch eine assoziierte schwere – ggf. auch therapierefraktäre – Präeklampsie, eine Gerinnungsstörung (DIC), eine schwere Niereninsuffizienz oder ein Lungenödem kompliziert, sollte dies auch vor der 34+0 SSW Anlass zur Beendigung der Schwangerschaft geben.

Ab der 34+0 SSW sollte die Schwangerschaft bei nachgewiesenem HELLP-Syndrom beendet werden!

Weiter zur **382**.

**315** Es besteht ein Zustand nach vorzeitiger Wehentätigkeit. Aktuell gibt die Patientin jedoch diesbezüglich keinerlei Symptome an.

Daher verlieren Sie 1 Kompetenzpunkt und gehen zurück zur **210**.

**316** Der Wirkstoff von Partusisten ist Fenoterol, ein Betasympathikomimetikum. Nach Bindung an die β2-Rezeptoren nimmt das intrazelluläre cAMP zu, wodurch die Phosphorylierung der Myosinkinase gehemmt wird: Es resultiert eine myometrane Relaxation!

Betasympathikomimetika sind die am besten untersuchten Substanzen zur Tokolyse mit einer effektiven Prolongation der Schwangerschaft um 24–48 Stunden. Während in Deutschland Fenoterol verwendet wird, sind es in anderen Ländern andere Betasympathomimetika: Ritodrin in den USA und England, Terbutalin in den USA und Hexoprenalin in der Schweiz. Obwohl diese Medikamente als $\beta_2$-selektiv beschrieben wurden, binden sie auch in unterschiedlichem Ausmaß – an $\beta_1$- und $\beta_3$-Rezeptoren. Dies erklärt auch die möglichen Nebenwirkungen: Palpitationen (48 %), Tremor (39 %), Übelkeit (20 %), Kopfschmerz (23 %) und Thoraxschmerzen (10 %). Als schwere maternale Nebenwirkungen ist vor allem das Lungenödem beschrieben; prädisponierende Faktoren sind hierbei eine Hydratation, eine vorliegende Präeklampsie, Mehrlingsschwangerschaften und eine maternale Herzerkrankung.

Die Bolustokolyse mit Fenotorol ist im Vergleich zur kontinuierlichen Infusion eine nebenwirkungsärmere Alternative.

Fenoterol ist in Deutschland zur Tokolyse zugelassen und wird intravenös verabreicht. Gemäß der neuen AWMF-Leitlinie „Prävention und Therapie der Frühgeburt“ sollten Betasympathomimetika aber nicht mehr zur Tokolyse verwendet werden.

Lesen Sie weiter bei **22**.

Diazepam als Suppositorium wird nicht zur Eklampsie-Prophylaxe ver- **317**
wendet.

Sie verlieren 6 Kompetenzpunkte. Zurück zur **504**.

Als Hydrops fetalis wird eine generalisierte Flüssigkeitsansammlung be- **318**
zeichnet, die Weichteile und seröse Körperhöhlen (z. B. Peritonealhöhle) betreffen kann. Sonografisch kann ein Ödem sichtbar sein, durch welches die Haut des Kindes deutlich vom Körper abgehoben wird.

Dies ist nicht das gesuchte Syndrom. Sie verlieren 2 Kompetenzpunkte. Zurück zur **292**.

Aber nein! Penicillinderivate können nicht nur in der Schwangerschaft **319**
gegeben werden, sie gehören sogar zu den Antibiotika der Wahl in der Schwangerschaft und Stillzeit!

Sie verlieren 2 Kompetenzpunkte und gehen zurück zur **54**.

Sie sind Assistenzarzt an einem großen Krankenhaus, dem Rhein-Klini- **320**
kum, das einzige der Stadt mit Perinatalzentrum. Hier werden alle

geburtsmedizinischen und neonatalen Erkrankungen und Notfälle behandelt. Das war auch der Grund, warum Sie hierher gewechselt sind. Seit nunmehr einem Monat sind Sie in dieser Klinik beschäftigt, nachdem Sie davor zwei Jahre in der St. Josephs-Klinik, einem kleineren Haus der Versorgungsstufe 4, gearbeitet haben. Dort haben Sie nur Schwangere mit komplikationslos verlaufender Schwangerschaft betreut: Ab einem Schwangerschaftsalter von ≥ 36+0 SSW und ohne zu erwartende Komplikationen beim Neugeborenen. Jedoch hatten Sie dort keinen Oberarzt, der während Ihres Dienstes anwesend war. Bei Komplikationen sind erst mal einige Minuten vergangen; Minuten, die sich wie Stunden anfühlen konnten. Dagegen ist das nun Luxus! Perinatalzentrum, d. h. auch: Sie haben immer einen Facharzt in der Hinterhand – ein tolles Gefühl! Doch warum fühlt es sich nicht so an? Stimmt, da war noch was. Die ganzen Komplikationen, die Sie wunderbar aus den Lehrbüchern kennen.

„Der erste Dienst: Du kommst dir vor, als wärst du die ganze Zeit auf Speed!"

Diese Aussage Ihres Kollegen haben Sie noch im Gehör. Die Frage, ob er wirklich beurteilen kann, wie es sich „auf Speed" anfühlt, rückt in diesem Moment ganz in den Hintergrund. Innerhalb eines Monats haben Sie eine Schnelleinführung in den Kreißsaal und die Abläufe erhalten.

„Sie sind ja schon ein alter Hase!", hieß es. Bei der Personalnot ist jeder, der Dienst macht, ein gern gesehener Kollege.

„Klar, kein Problem. Ich kann den Dienst schon machen." Ja, richtig. Das hatten Sie damals gesagt; und das haben Sie nun davon.

Es ist Samstag und Sie stehen am Beginn Ihres ersten Dienstes: Beginn morgens um 9 Uhr, Dauer 24 Stunden. In dieser Zeit werden die heiligen Hallen des Rhein-Klinikums Ihr Zuhause sein. Sie ziehen sich Ihren weißen Kittel über und machen sich auf den Weg in den Kreißsaal – zur Übergabe. Sie steigen in den Aufzug und ein – schrecklich fröhlich – motiviertes „Hallo! Einen wunderschönen guten Morgen!" schmettert Ihnen entgegen. Da war ja noch was. Die PJ-lerin Susanne, die gerne Suse genannt wird, hatte Sie gefragt, ob sie heute in Ihrem Dienst mitmachen darf. „Klar, kein Problem!" Ja, richtig. Auch das war damals aus Ihrem Mund gekommen.

„Ich hoffe, dass wir heute Glück haben und richtig viel los ist!"

„Glück, das ist Definitionsache", denken Sie sich; erwidern jedoch nur ein gequältes Lächeln.

Im Kreißsaal angekommen treffen Sie auf zwei in blau gekleidete Damen. Die Jüngere kennen Sie bereits: Barbara, eine recht witzige Hebamme. Die Ältere ist Ihnen nicht bekannt.

Was machen Sie?

- Sie gehen in den Übergaberaum und warten auf den Kollegen, dessen Erbe Sie für die nächsten 24 Stunden übernehmen müssen. (**241**)
- Sie begrüßen die beiden Hebammen und gehen in den Übergaberaum und warten auf den Kollegen, den Sie ablösen sollen. (**478**)
- Sie stellen sich der Ihnen nicht bekannten Hebamme vor. (**399**)

„... jetzt fassen wir mal die ganzen Befunde zusammen: Sie haben berich- **321**
tet, dass sie diese Bauchkrämpfe haben."

Frau Graf nickt.

„Im CTG erkennt man regelmäßige Kontraktionen und der Ultraschall des Gebärmutterhalses zeigt eine Verkürzung. Somit handelt es sich bei Ihnen um eine vorzeitige Wehentätigkeit! Zudem ist der Biomarker-Test positiv."

„Aber wie kann so etwas kommen?", fragt sie.

„Wir haben eine Pilzinfektion der Scheide festgestellt; das ist sehr häufig in der Schwangerschaft und wird von den Frauen oft nicht gespürt. Das kann eine vorzeitige Wehentätigkeit verursachen."

„Muss man jetzt irgendwas machen? Wie geht es jetzt weiter?"

Sie antworten:

- „Wir beginnen eine antimykotische Therapie. Sie halten möglichst Bettruhe ein und stellen sich in 2 Tagen ambulant wieder vor." (**288**)
- „Wir beginnen eine antimykotische Therapie. Sie gehen dann zu ihrem Frauenarzt zur weiteren Kontrolle; bei Auffälligkeiten müssen Sie sofort wieder zu uns kommen." (**417**)
- „Wir betreuen sie ambulant weiter; wir führen aber eine Lungenreifeinduktion unter Wehenhemmung und eine antimykotische Therapie durch." (**214**)
- „Wir nehmen Sie stationär auf. Wir führen eine Lungenreifeinduktion unter Wehenhemmung und eine antimykotische Therapie durch." (**479**)
- „Wir nehmen Sie stationär auf und machen eine Not-Cerclage; das ist ein Verschluss des Muttermunds." (**542**)
- „Wir werden ein Pessar einlegen. Sie können stationär bleiben, wenn Sie wollen – oder Sie gehen nach Hause." (**107**)

**322** Ordentliche Händehygiene ist sicher richtig, doch die Antwort ist Unsinn. Hoffentlich hat Suse Ihnen angesehen, dass Sie sie nur auf den Arm nehmen wollten. Wenn nicht, verlieren Sie 2 Kompetenzpunkte.

Weiter zur **5**.

**323** Das CTG ist alles andere als „unauffällig“. Sie verlieren 15 Kompetenzpunkte!

Schauen Sie sich noch einmal die FIGO-Kriterien in der Abbildung 14 (Seite 183) an und gehen dann zurück zu den Optionen von **526**.

**324** Nein, eine engmaschige transvaginale Untersuchung ist bei einem „vorzeitigen Blasensprung“ kontraindiziert! Sie verlieren 10 Kompetenzpunkte und gehen zur **122**.

**325** Die FBA gelingt gut. Sie haben das Amnioskop eingeführt, den kindlichen Kopf mit einem Tupfer gesäubert und anschließend etwas Paraffinöl appliziert. Nach Inzision bildet sich ein Blutstropfen, den Sie zur Hypoxämie-Diagnostik verwenden.

Das Radiometer liefert folgendes Ergebnis (Abbildung 8). Was bedeutet dies für den weiteren Ablauf?

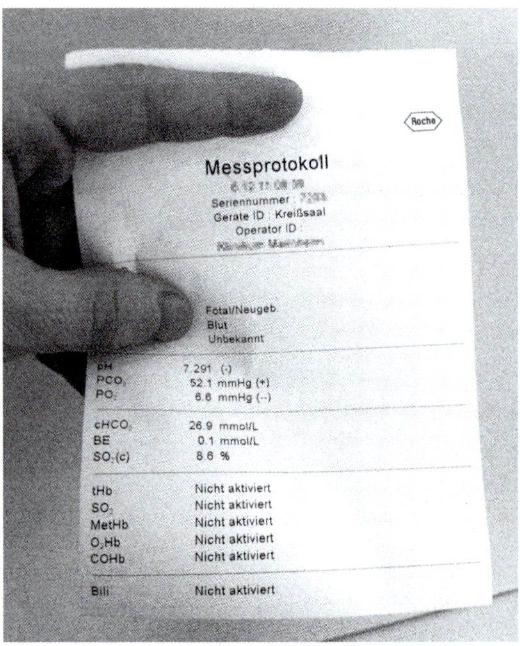


**Abbildung 8:** Das Resultat der FBA, u. a. pH 7,29, $pCO_2$ 52,1 mmHg, $pO_2$ 6,6 mmHg, BE 0,1 mmol/l). (**325**)

- Es ist ein auffälliger Befund: Die Geburt muss per Kaiserschnitt beendet werden. (**394**)
- Es ist ein unauffälliger Befund, der in 30 Minuten wiederholt werden sollte. (**375**)
- Es ist ein unauffälliger Befund, der bei erneuter Auffälligkeit des CTG wiederholt werden sollte. (**532**)
- Es ist ein unglaubwürdiger Befund, der wiederholt werden muss. (**290**)

Sie sind nun fertig mit der Untersuchung und geben Frau von Braun ein Tuch zum Abwischen des Gels; schon wieder waren Sie etwas großzügig damit. **326**

„Könnte ich noch eines haben?", fragt sie.

„Aber natürlich, davon haben wir genug", antworten Sie scherzhaft.

Als sie fertig ist, schaut sie Sie mit erwartungshungrigen Augen an. Sie fassen die Befunde zusammen und erklären ihr, dass

- insgesamt keine gravierenden Auffälligkeiten vorlägen und sie wieder nach Hause könne. (**188**)
- vermutlich eine sog. „chronische Hypertonie" vorliegt. (**497**)
- vermutlich eine sog. „Gestationshypertonie" vorliegt. (**306**)
- vermutlich eine sog. „Präeklampsie" vorliegt. (**402**)
- vermutlich eine sog. „Pfropfpräeklampsie" vorliegt. (**18**)

Suse kommt in die Zentrale. Sie strecken ihr das CTG zur Begrüßung entgegen. **327**

„Wer ist das? In welcher Woche ist das?", fragt sie.

„Richtige Fragen", sagen Sie, „27-jährige II-Gravida, I-Para mit 29+4 SSW. Und was siehst du?"

„Gut, also: Das CTG ist unauffällig, Kindsbewegungen sind reichlich vorhanden und 4 Kontraktionen."

„Wieder richtig; und das um diese Uhrzeit. Jetzt darfst du wieder ins Bett gehen."

Suse schaut Sie entgeistert an. Sie grinsen: „Ganz ruhig – wir schauen uns jetzt mal die Dame an." Sie nehmen die Akte und gehen zu Frau Graf, die vor dem Ultraschallraum sitzt.

Weiter zur **333**.

Ein Bolus von 20 IE intravenös ist eindeutig zu viel! Oxytocin kann erhebliche Nebenwirkungen haben: Reflextachykardie, Erhöhung des Herzminutenvolumens und ein vorübergehender Abfall des arteriellen Blut- **328** drucks. Bei mütterlicher Hypotension und kardiovaskulärer Belastung wurden schon Myokardinfarkte und Todesfälle beschrieben. Häufige Nebenwirkungen sind u. a. Übelkeit, Erbrechen, Kopf- und Brustschmerzen; diese treten vor allem bei der Bolusgabe auf.

Sie verlieren 4 Kompetenzpunkte und gehen weiter zur **37**.

**329** In der Zentrale wartet Heide mit ihrem unwiderstehlichen Blick, der da heißt: „Komm mal und komm in die Puschen! Arbeit wartet auf dich!“.

„Heide, wie kann ich dich glücklich machen?“

„Ich sag dir gleich, wie Du mich glücklich machen kannst. Es wartet schon eine Ewigkeit eine Patientin auf Dich!“

„Um was geht es?“

„Fragliches HELLP mit Überweisung vom ärztlichen Notdienst“, lautet Ihre Antwort.

„Alles klar, dann wollen wir mal das Warten beenden“, sagen Sie und nehmen Heide die Akte aus der Hand. Ein kurzer Blick in den Mutterpass und Sie erkennen, dass es sich hierbei um eine komplikationslose Schwangerschaft ohne erkennbare Risikofaktoren handelt. Sie nehmen Ihre „Geburtsscheibe“ und prüfen das aktuelle Schwangerschaftsalter anhand des ersten Frühultraschalls nach:

„Hm, der Termin stimmt. Heute 28+4 SSW“, sagen Sie leise vor sich hin.

„Sag mal, ich stehe gerade voll auf dem Schlauch. Für was steht HELLP noch mal?“, fragt Suse.

„HELLP steht für

- Hämolyse, Hypertonie, erhöhte Leberwerte, Thrombozytopenie.“ (**196**)
- Hypertonie, erhöhte Leberwerte, Thrombozytopenie.“ (**149**)
- Hypertonie, erhöhte Leberwerte, Leukozytopenie.“ (**179**)
- Hämolyse, erhöhte Leberwerte, Thrombozytopenie.“ (**515**)

**330** Sartane sind in der gesamten Schwangerschaft kontraindiziert – oder schweren, nicht anders behandelbaren Erkrankungen vorbehalten. Bei längerer Therapie muss ein Oligohydramnion ausgeschlossen und die fetale Entwicklung per Ultraschallfeindiagnostik kontrolliert werden. Beim Neugeborenen muss auf die Nierenfunktion und eine mögliche Hypotonie geachtet werden, wenn im letzten Drittel der Schwangerschaft (versehentlich) behandelt wurde.

Sie verlieren 15 Kompetenzpunkte. Gehen Sie zurück zur **278**.

Im ersten Moment sind Sie erschrocken, weil schon alles ziemlich wild aussieht! Doch dann erinnern Sie sich daran, dass auch erweiterte Milchgänge so aussehen können. Aber warum sind diese erweitert? Jetzt fällt es Ihnen wie Schuppen von den Augen: dritter postpartaler Tag, Fieber, pralle Brüste. „Milcheinschuss!" **331**

Sie verlieren 2 Kompetenzpunkte, daran hätten Sie auch früher denken können.

Sie erklären der Patientin, dass es sich um einen Milcheinschuss handelt und dies am dritten Tag nach Geburt normal ist; die Temperaturerhöhung ist dadurch auch erklärbar. Da die Patientin sonst keine Beschwerden angibt, verlassen Sie mit Ihrem Anhang das Zimmer. Sie manövrieren den Visitenwagen mit den Planetten ins Stationszimmer.

„Gibt es sonst noch irgendwas Akutes?", fragen Sie Elena.

Weiter zur **545**.

Auf den Einsatz von Metamizol (Novalgin) sollte verzichtet werden. Bei **332**
Behandlung nach 30 SSW sollte der Ductus arteriosus Botalli wegen der Gefahr des vorzeitigen Verschlusses dopplersonografisch kontrolliert werden.

Mittel der ersten Wahl ist Paracetamol und sollte vorgezogen werden.

Sie verlieren 2 Kompetenzpunkte. Weiter zur **174**.

Kurze Zwischenfrage: Wie ist „Wehentätigkeit" definiert? **333**

- Angabe regelmäßiger Kontraktionen mit Druck nach unten (**158**)
- schmerzhafte, palpable, länger als 30 Sekunden dauernde Kontraktionen, die häufiger als viermal pro 20 Minuten auftreten (**389**)
- Nachweis regelmäßiger Kontraktionen im CTG (**305**)
- Eröffnung des Muttermunds und/oder Verkürzung der Zervixlänge (**237**)

Sie haben eine Nabelschnurblutprobe entnommen, geben sie in das **334**
Radiometer (Abbildung 9) – und warten gespannt auf das Ergebnis.

Nach kurzer Zeit spuckt das Gerät die Werte aus (Abbildung 10).

Es zeigt sich, dass die vaginal-operative Entbindung eine gute Entscheidung war. Auch Dr. Schmuse sieht zufrieden aus.

„Kommen Sie alleine zurecht?", fragt er Sie.

„Jetzt ja, vielen Dank", erwidern Sie mit einem Zwinkern.

Er geht zu Frau Meier und verabschiedet sich von ihr. Kurz darauf gehen auch Sie wieder – mit dem Ausdruck des Radiometers in der Hand –

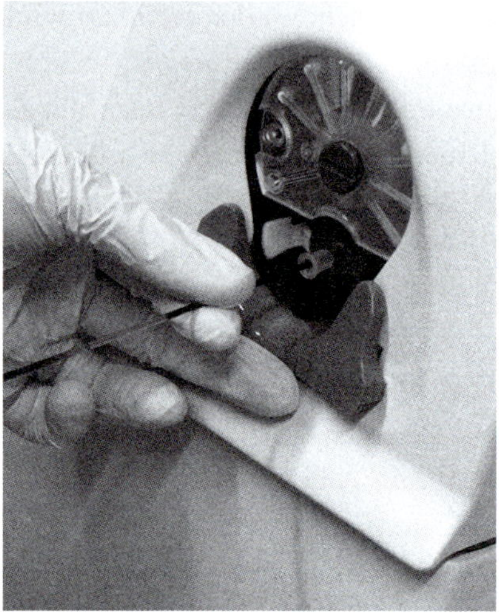

**Abbildung 9:** Einzug des Nabelschnurbluts in das Radiometer. (**334**)

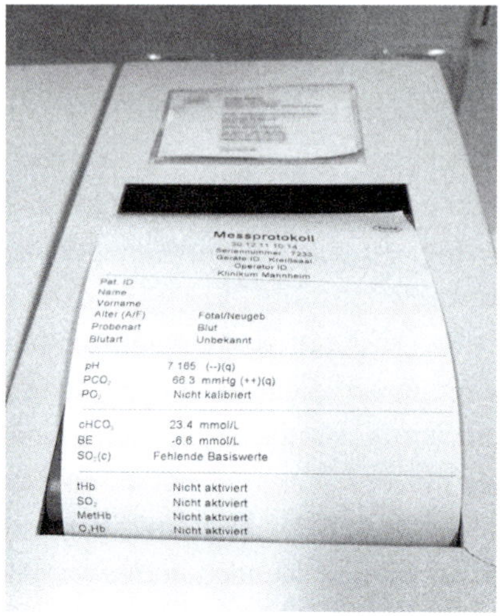


**Abbildung 10:** Ergebnis der Nabelschnurblut-Untersuchung. (**334**)

in den Kreißsaal 3. Sie treffen eine zufriedene Mutter an. Ihr Neugeborenes liegt erschöpft, aber glückselig an ihrer Brust. Die Plazenta wurde mittlerweile geboren und erscheint nach Inspektion vollständig.

„Die Nabelschnur-Blutwerte sind in Ordnung. Man sieht zwar, dass das Kind etwas Stress gehabt hat, aber es ist alles im grünen Bereich“, sagen Sie.

Frau Meier lächelt und bedankt sich.

„Ganz fertig sind wir noch nicht“, sagen Sie, „wir mussten einen Dammschnitt machen und den muss ich noch versorgen.“

„Okay, so schlimm wie die Geburt wird’s schon nicht werden“, meint sie daraufhin.

Sie versorgen die Episiotomie und nach abschließender Kontrolle und unauffälligem Befund gratulieren Sie am Ende zur Geburt. „Nun gratuliere auch ich: Herzlichen Glückwunsch!“ Sie gehen wieder in die Kreißsaal-Zentrale.

„PIEEEP, PIEEEP“.

Als ob man es riechen würde, dass Sie jetzt wieder etwas Luft haben. Wieder ist es die Station.

- Wenn Sie vorhin vergessen haben zurückzurufen, gehen Sie zur **93**.
- Wenn Sie zurückgerufen haben und gesagt haben, dass Sie später kommen, gehen Sie zur **477**.

- Wenn Sie zurückgerufen und die PJ-lerin hochgeschickt haben, gehen Sie zur **21**.

Die Hebamme Katrin kommt in die Zentrale. „Ach, du bist schon im Kreißsaal. Das ist ja klasse. Also, ich habe Frau Meier übernommen. Das CTG ist schon einmal auffällig gewesen. Und jetzt sieht es echt nicht so toll aus. Warte mal, ich hole es dir raus." Mit diesen Worten verschwindet sie wieder im Kreißsaal 3. **335**

Suse, die mittlerweile auch etwas weniger agil geworden ist, ergreift sofort die Möglichkeit, Sie zu fragen: „Was heißt denn Austreibungsperiode?"

Weiter zur **225**.

Sie haben sich entschieden, die Kinderärzte zu informieren, werden den Termin jetzt aber nicht mehr ändern. Ob diese Entscheidung richtig war, werden Sie in Kürze erfahren. **336**

Weiter zur **424**.

Richtig, eine Proteinmenge von ≥ 300 mg im 24-Stunden-Sammelurin ist auffällig. **337**

Die Leitlinie „Diagnostik und Therapie hypertensiver Schwangerschaftserkrankungen" der DGGG sagt hierzu: „Der Nachweis von ≥ 1+ Eiweiß im Urin-Streifentest soll quantifiziert werden." Zur Proteinurie-Quantifizierung stehen der Protein-Kreatinin-Quotient aus Spontanurin und die Eiweißausscheidung im 24-Stunden-Sammelurin zur Verfügung. Als auffällig gelten Werte ≥ 30 mg/mmol (Protein-Kreatinin-Quotient) und ≥ 300 mg/d (Sammelurin).

Wichtig ist: Bei nachgewiesener Proteinurie sind wiederholte Messungen zur Abschätzung der Prognose nicht sinnvoll, weil die Höhe der Proteinurie keine Vorhersagekraft hat.

Springen Sie weiter zur **433**.

Nach einer Konisation ist das Risiko für eine Frühgeburt erhöht. **338**

Zurück zu den Optionen von **51**. Wenn Sie bereits 5 Risikofaktoren erkannt haben, gehen Sie weiter zur **378**.

Das ist eine wichtige Aufgabe in der Betreuung einer Geminigravidität. Oft sind nur am Anfang einer Schwangerschaft die Chorionizität und Amnionizität eindeutig beurteilbar. Daher sollte dies gut dokumentiert sein – und im Idealfall ein Sonografiebild im Mutterpass abgelegt werden. **339**

Woran erkennen Sie, dass es eine dichoriale Geminigravidität ist?

- am sog. „lambda sign“ (**408**)
- am sog. „T-sign“ (**438**)
- an der sog. „Bandl-Furche“ (**41**)
- an der sog. „NT“ (**91**)

**340** Sulproston (Nalador 500) sollte unverzüglich nach Versagen des initialen Medikaments der Wahl – Oxytocin – verabreicht werden. Eine Ampulle (500 µg) wird in 500 ml Infusionslösung gegeben und über einen Infusomaten verabreicht; die Anfangsdosis liegt zwischen 1,7 ml/min und maximal 8,3 ml/min. Eine Tagesmaximaldosis von 1500 µg sollte beachtet werden! Initial ist jedoch die Gabe von Oxytocin angezeigt.

Weiter zur **366**.

**341** Wie würden Sie es nun bewerten?

- suspekt (**553**)
- pathologisch (**255**)

**342** „Von Braun? Das ist die Patientin mit der Präeklampsie – was ist mit ihr?“

„Ach der geht’s nicht so gut. Könnten Sie bitte hochkommen?“

Als ob Sie eine andere Wahl hätten. „Ja, ich komme.“

Sie legen den Hörer auf; und schon sind Sie wieder drin im Geschehen. Sie gehen zum Aufzug – zum x-ten Mal heute – und drücken den Knopf. Das ist der Vorteil in der Nacht: Der Aufzug kommt sofort und Sie müssen nicht auf jedem Stock halten. Sie gehen in das Stationszimmer und nehmen die Akte.

Sie lesen kurz nach: 39-jährige I-Gravida, 0-Para mit 32+1 SSW; Aufnahme mit Verdacht auf Präeklampsie; Blutdruckwerte bis dato so um die 150/95 mmHg; Sammelurin wird gerade durchgeführt; Zustand nach Lungenreifeinduktion wegen vorzeitiger Wehentätigkeit extern.

Und was hat sich nun geändert?

Die Blutdruckwerte sind im Verlauf zunehmend gestiegen, aktuell liegen sie bei 180/120 mmHg. Sie gehen zu Frau von Braun – Zimmer 7.

„Hallo, wie geht’s Ihnen?“

„Ach, ich weiß auch nicht. Irgendwie komisch. Ich habe etwas Kopfschmerzen und sehe manchmal so Sternchen – wie wenn der Kreislauf spinnt.“ Sie nicken. „Ist es etwas Schlimmes?“, will sie von Ihnen wissen.

Wie deuten Sie dies?

- Das ist ein Zeichen der zunehmenden Hospitalisation. (**291**)
- Das sind typische Kopfschmerzen wie sie im Rahmen einer antihypertensiven Therapie auftreten können. (**256**)
- Das sind typische Zeichen eines drohenden HELLP-Syndroms. (**151**)
- Das sind typische Zeichen einer drohenden Eklampsie. (**415**)

Was wird der vaginale Abstrich bei einer Frau 3 Tage postpartal für ein Resultat liefern? Was fangen Sie mit dem Ergebnis dann an? Eine Endometritis puerperalis sollten Sie klinisch ausschließen. Das wirkt nicht sehr durchdacht. **343**

Sie verlieren 2 Kompetenzpunkte und gehen (zurück) zu den Optionen von **138**.

Magnesiumsulfat ist zur Tokolyse zugelassen – effektiv soll es aber nicht sein! Ja, das ist verwirrend. Magnesium wirkt in der Zelle als Kalziumantagonist und führt zur Blockade der kalziumabhängigen Phosphorylierung der Myosinkinase und dadurch zu einer myometranen Relaxation. **344**

Ein Wirknachweis gegenüber Placebo erbrachte keinen Vorteil von Magnesiumsulfat: Es wird in der Literatur als ineffektiv in der Verzögerung der Geburt oder in der Verhinderung der Frühgeburt beschrieben. Zudem ist es mit einer Erhöhung der kindlichen Mortalität assoziiert – wenn sehr hohe Dosen angewendet werden.

Maternale Nebenwirkungen sind durch die Effekte an der neuromuskulären Endplatte erklärbar; Schwäche und Abgeschlagenheit und schlimmstenfalls eine Atemdepression bis zu mütterlichen Todesfällen aufgrund von Atem- und Herzstillstand wurden bei hohen Serumspiegeln beschrieben.

Gemäß der neuen AWMF-Leitlinie „Prävention und Therapie der Frühgeburt“ sollte Magnesiumsulfat nicht mehr zur Tokolyse verwendet werden.

Sie verlieren 3 Kompetenzpunkte; gehen Sie zurück zur **513**.

Das CTG ist nicht nur „suspekt“. Sie verlieren 10 Kompetenzpunkte. **345**

Schauen Sie sich noch mal die FIGO-Kriterien in Abbildung 14 an; und gehen dann zurück zu den Optionen von **526**.

Verstärkte Flüssigkeitseinlagerung ist kein klassisches Symptom eines HELLP-Symptoms. Die Wertigkeit der Flüssigkeitseinlagerung hat in den letzten Jahren abgenommen. Die Kenntnis des typischen HELLP-Syndroms ist aber sehr wichtig! **346**

Daher ziehen Sie sich 10 Kompetenzpunkte ab. Zurück zu den Optionen von **515** mit einem erneuten Versuch. Wenn dies bereits Ihr zweiter, dritter oder vierter Versuch sein sollte, ziehen Sie sich nicht 10, sondern nur weitere 4 Kompetenzpunkte ab.

**347** „Und des Weiteren werden wir noch

- engmaschige Blutdruckmessungen und Blutentnahmen zur Kontrolle des Labors durchführen.“ (**92**)
- Urin-Stix-Kontrollen, engmaschige Blutdruckmessungen und Blutentnahmen zur Kontrolle des Labors durchführen.“ (**379**)
- eine Urinkultur, engmaschige Blutdruckmessungen und Blutentnahmen zur Kontrolle des Labors durchführen.“ (**166**)
- einen 24-Stunden-Sammelurin, engmaschige Blutdruckmessungen und Blutentnahmen zur Kontrolle des Labors durchführen.“ (**273**)

**348** Sie führen den Zervix- und Vaginalabstrich durch. Einmal für eine Nativzytologie, die Sie mikroskopisch als unauffällig beurteilen; einmal für eine mikrobiologische Untersuchung. Die Patientin darf sich wieder anziehen, und Sie gehen zur Ultraschalluntersuchung über.

Weiter zur **512**.

**349** Opioid-Analgetika sollten selbst in der Stillzeit möglichst nur kurzzeitig angewendet werden. Wegen der atemdepressiven Wirkung ist bei Kindern mit Apnoeneigung besondere Vorsicht geboten. Codein, Fentanyl und Morphin sind je nach Indikation die Opioid-Analgetika der Wahl für die Stillzeit.

Mittel der ersten Wahl ist Paracetamol.

Sie verlieren 2 Kompetenzpunkte. Weiter zur **174**.

**350** Nein, das ist kein Normalbefund.

Zurück zur **248** – Sie verlieren 2 Kompetenzpunkte.

**351** Da war doch noch was? Der Pager. „Stimmt, ich muss noch die Station anrufen“, sagen Sie vor sich hin. Sie gehen in die Zentrale, da Sie das Telefonat noch in die Akte eintragen müssen. Dort nehmen Sie die Akte, die Sie dafür bereitgelegt hatten und notieren das Telefonat und die Laborwerte.

„Eins nach dem anderen“, denken Sie sich. Sie nehmen den Hörer und wählen die Nummer der Station. Schwester Anja nimmt ab. „Schön, dass du noch zurückrufst. Bei der Frau Dunja in der 4 ist die Nadel para. Die braucht eine neue. Und wenn du schon da bist, kannst du auch bei Frau Bleich eine neue legen. Dann muss ich dich heute Nacht nicht wecken."

Das hat Ihnen jetzt noch gefehlt.

Sie antworten:

- „Ist gerade ganz schlecht. Ich komme später." (**335**)
- „Okay, ich komme hoch." (**27**)
- „Gut, ich schicke dir die PJ-lerin hoch. Die macht das dann." (**236**)

Zu diesem Thema äußerte sich die abgelaufene Leitlinie „Absolute und relative Indikationen zur Sectio caesarea" ausführlich: Da der Wunsch einer primären Sectio caesarea fast immer seine Motivation in Angstgefühlen hat, ist die Angst den relativen Sectio-Indikationen zuzuordnen. Die Motive der Frauen lassen sich grob in 3 Gruppen einteilen: **352**

- die Angst um die Sicherheit für das Kind – z. B. nach Erfahrungen aus dem Bekanntenkreis
- die Angst vor Schmerzen – z. B. bei Zustand nach traumatischer Geburt
- die Angst vor eigenen Spätschäden wie beispielsweise Geburtsverletzungen oder Inkontinenz.

Wenn Sie schon 4 richtige Indikationen haben, dürfen Sie weiter zur **210** – sonst gehen Sie zurück zur **520**.

Eine Uterusruptur ist ein Zerreißen des Uterus meist während der Geburt. Sie kommt mit ca. 1:1500 Geburten gar nicht so selten vor. Meist sind Frauen betroffen, die eine Operation an der Gebärmutter hatten – einen Kaiserschnitt oder eine Myomentfernung. Symptome sind heftige Wehen, eine innere Unruhe der Patientin und starke Schmerzen im unteren Uterinsegment. Es kommt zu einem Geburtsstillstand und ggf. kann man sehen, wie der Bandl-Ring über Nabelhöhe steigt. Die fetalen Herztöne werden pathologisch und wenn die Geburt nicht per Kaiserschnitt beendet wird, stirbt das Kind. Es ist somit vor allem ein Problem unter der Geburt – meist der Austreibungsperiode. **353**

In diesem Fall, bei Frau Gülzem, ist eine Uterusruptur nicht plausibel: keine vorangegangenen Kaiserschnitte, der Geburtsverlauf war problemlos, das Kind und die Mutter sind aktuell wohlauf.

Sie verlieren 2 Kompetenzpunkte und gehen zurück zu den Optionen von **182**.

Im nächsten Zimmer liegt Frau von Braun. Sie macht einen ganz beruhigten Eindruck und betont wieder, wie gut aufgehoben sie sich fühlt. Und **354** wie wichtig ihr die Schwangerschaft ist. Sie werfen einen Blick auf die Blutdruckwerte: Alle liegen unter Therapie so um die 150/90 mmHg.

Was müssen Sie nun machen?

- nichts (**456**)
- Alle Medikamente wieder absetzen, da die Werte nun unter den erlaubten 170/110 mmHg sind. (**495**)
- Die Dosis erhöhen, da die Werte noch über 140/90 mmHg sind. (**521**)
- Die Dosis erhöhen, da die Werte noch über 120/80 mmHg sind. (**543**)

**355** Die Wertigkeit der transvaginalen Sonografie zur Zervixlängenmessung liegt im hohen negativen Vorhersagewert (90–100 %) begründet. Es können so unnötige Hospitalisationen, Tokolysen, Lungenreifeinduktionen und weitere kostenintensive und potenziell schädigende Maßnahmen verhindert werden.

Es sollte sich jedoch um eine standardisierte Messung handeln. Hierfür sind folgende Faktoren wichtig:

- Die Messung sollte bei leerer Harnblase erfolgen.
- Es sollte kein Druck ausgeübt werden.
- Die Zervix sollte ausreichend vergrößert sein und die Messpunkte richtig gesetzt werden.

In der Praxis hat es sich bewährt, 3 Messungen vorzunehmen und den kürzesten Wert zu verwenden. Das Vorliegen eines Trichters sollte dokumentiert werden, einen prognostischen Aussagewert besitzt er aber nicht. Eine volle Harnblase und ein zu großer Druck verfälschen das Ergebnis.

Es zeigt sich folgender Befund: Zervixlänge 17 mm (Abbildung 11).

„Gut, wir sind fertig. Sie dürfen sich wieder anziehen.“ Sie drücken auf den Fußschalter und der Untersuchungsstuhl fährt nach unten.

„Wie sieht es denn aus“, will Frau Graf wissen.

„Ich erkläre ihnen gleich alles in Ruhe. Ziehen sie sich erst einmal wieder an.“

Frau Graf nickt und verschwindet in der Umkleidekabine.

Weiter zur **248**.

**356** „DRÖÖÖT“ – erneut meldet sich die Türklingel, wäre auch zu schön gewesen. Was nun? Sie wissen, dass Sie jetzt sowieso kein Auge zubekommen werden, weil da möglicherweise gerade eine „Katastrophe“ in den Kreißsaal gekommen ist.

„DRÖÖÖT“. Ein Doppelpack? Sie gehen in die Kreißsaal-Küche und trinken ein Glas Wasser. Danach geht’s in die Zentrale, um nachzuschau-

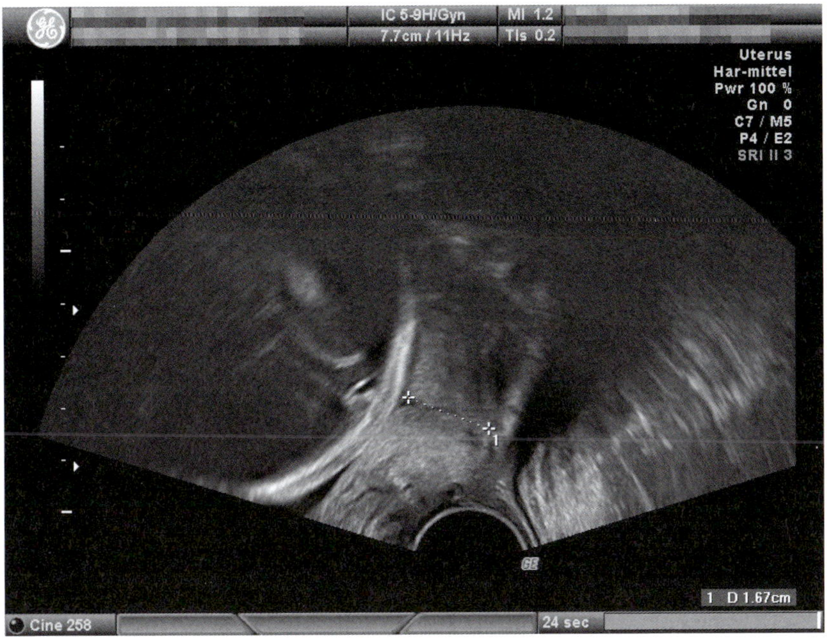


**Abbildung 11:** Sonografiebild der transvaginalen Zervixlängenmessung. (355)

en, was da auf Sie zukommen könnte. Niemand da. Sie setzen sich auf einen Stuhl und nach ein paar Sekunden kommt Katrin herein.

„Hi, du hier?"

„Ja, ich habe die Klingel gehört. Wer ist denn gekommen?"

„Ach so, keine Bange. Das erste ist eine CTG-Kontrolle und das andere war ein älterer Herr, der die Augenambulanz sucht."

Sie schnaufen tief durch. „Das hört sich doch gut an", sagen Sie mit einem Grinsen. Sie hatten schon mit dem Schlimmsten gerechnet. „Dann geh ich mal in mein Zimmer. Bis morgen früh", verabschieden Sie sich. Im Ruheraum gehen Sie schnurstracks zum Waschbecken und führen Ihre „Zu-Bett-geh-Prozedur" durch. Schnell ab in die Koje – und Entspannung. Entspannung ... Ja, da sind Sie – an einem Ihrer Lieblingsstrände, dem Sunset Beach auf Oahu, Hawaii. Das Mekka für Surfer – wegen der riesigen Wellen. Und dieses Mal werden Sie es schaffen; sie schnappen sich Ihr Board und schwimmen hinaus aufs Meer; Welle für Welle; dann liegen Sie einfach nur da und warten auf den richtigen Moment ... Die Sonne wärmt Ihren Rücken. Da vorne, da kommt sie – Sie sind in Position und hoffen auf Ihr Timing – ja, Sie haben sie erwischt; darauf haben Sie gewartet. Sie drücken sich ab und ...

„PIEEEP, PIEEEP".

NEIN! Das kann doch nicht wahr sein. Wie erstarrt liegen Sie da. Hätten es nicht 10 Sekunden später sein können? Sie greifen im Dunkeln nach dem Traumstörer. Auf dem Display steht die Nummer der Station. Langsam, langsam kommen Sie wieder im grauen „Jetzt" an. Sie setzten sich auf, schnaufen durch und wählen die angezeigte Nummer.

Weiter zur **376**.

**357** Das Apgar im Apgar-Score ist kein Akronym. Es wurde nach jemand benannt.

Sie verlieren 2 Kompetenzpunkte und gehen weiter zur **153**.

**358** Hierbei kann es sich um die klinischen Zeichen eines HELLP-Syndroms handeln. Beim HELLP-Syndrom handelt es sich um eine kompliziertere Variante der Präeklampsie. Die rechtsseitigen Oberbauchschmerzen beruhen auf einer Leberfunktionsstörung mit massiven, meist ausstrahlenden Schmerzen vor allem im rechten Oberbauch (Leberkapselspannung!).

Begleitend kommen auch unspezifische Symptome wie Übelkeit, Erbrechen oder Durchfall vor. Auch die schnelle Entwicklung eines Schocksyndroms ist möglich als Folge einer DIC („disseminated intravascular coagulation"), der Ruptur eines subkapsulären Leberhämatoms, eines akuten Nierenversagens, eines Lungenödems oder einer Hirnblutung.

Weiter bei **390**.

**359** Bei der Beurteilung langfristiger Veränderungen der fetalen Herzfrequenz bezeichnet die Floatingline die Oszillationsmittellinie. Die Baseline, die im klinischen Alltag mehr im Blickpunkt steht, ist die basale Herzfrequenz. Zur Beurteilung des CTG anhand des FIGO-Scores wird die Baseline benötigt.

Sie verlieren 1 Kompetenzpunkt und gehen zurück zu den Optionen von **15**.

**360** Phenytoin oral wird nicht zur Eklampsie-Prophylaxe gegeben.

Sie verlieren 6 Kompetenzpunkte. Zurück zur **504**.

**361** Eine Anämie kann das Risiko für eine Frühgeburt erhöhen.

Zurück zu den Optionen von **51**. Wenn Sie bereits 5 Risikofaktoren erkannt haben, gehen Sie weiter zur **378**.

Das ist ganz wesentlich. Denn bei Frauen mit frühem vorzeitigem Blasensprung verringert eine prophylaktische Antibiotikagabe die maternale und fetale Morbidität und kann die Schwangerschaftsdauer verlängern. Welches Antibiotikum bzw. welche Antibiotika-Kombination am besten geeignet ist und wie lange die Prophylaxe durchgeführt werden soll, ist eher unklar. Gegebenenfalls müsste die Antibiotika-Therapie nach Erhalt des Antibiogramms – ein vaginaler Abstrich ist obligat – umgestellt werden. **362**

Weiter zur **386**.

Weiter bei **187**. **363**

Sie haben die Karawane von Schwangeren noch vor dem geistigen Auge. Da hätten Sie kein gutes Gewissen gehabt, sich einen ruhigen Moment zu gönnen. Außerdem erklären Sie Suse, dass sie Patientenessen nur von absolut vertrauenswürdigen Schwestern annehmen sollte, da der Verzehr von Patientenessen einen Abmahnungsgrund darstellt. Schade, denn gebrauchen könnten Sie es schon. Richtig gefrühstückt haben Sie heute Morgen vor lauter Aufregung nicht. Da man nie weiß, wie aufreibend so ein Dienst wird, und die gesetzlich vorgeschriebenen Pausenzeiten sich zwar auf dem Papier schön machen, aber in der Realität nicht immer vorhanden sind, sollte man jede Möglichkeit nutzen, die sich einem bietet. Die Chance haben Sie leider verpasst, denn Sie gehen nun ungestärkt in den Kreißsaal. **364**

Weiter bei **132**.

„Generell" schon mal gar nicht. Es sollten mehrere Faktoren in die Beratung einfließen. Ein Kaiserschnitt ist bei monochorial-monoamnialer Geminigravidität aufgrund des hohen Risikos einer Nabelschnurproblematik – Verknotung der Nabelschnüre – indiziert. Bei monochorial-diamnialer und dichorialer Geminigravidität sollte bei Quer- oder Beckenendlage des führenden Feten eine Sectio caesarea favorisiert werden. Auch bei einer Wachstumsdiskrepanz der Feten mit einem um 20 % oder 500 g leichteren führenden Feten sollte eher ein primärer Kaiserschnitt erwogen werden. Wenn keine der genannten Kontraindikationen vorliegt, kann eine vaginale Entbindung in Betracht gezogen werden. **365**

Sie verlieren 2 Kompetenzpunkte. Gehen Sie zur **520**.

**366** „In welcher Dosierung soll ich es verabreichen?“, fragt Miri.

Sie antworten: „Als Bolus bitte,

- 3 IE i.v.“ (**37**)
- 10 IE i.v.“ (**168**)
- 20 IE i.v.“ (**328**)
- 30 IE i.v.“ (**419**)

**367** Der Fruchtblasenstatus wird beim Bishop-Score nicht abgefragt. Zu den 5 Kriterien, die bewertet werden, gehören Portiolage, Portiolänge, Portiokonsistenz, Muttermundöffnung, Höhenstand.

Mittlerweile gibt es zahlreiche Modifizierungen dieses Punktesystems. Einen modifzierten Bishop-Score finden Sie in Tabelle 2 auf Seite 131.

Sie verlieren 1 Kompetenzpunkt; lesen Sie weiter bei **431**.

**368** Verstärkte Wassereinlagerungen (Ödeme) allein sind ein uncharakteristisches Symptom, das nur dann von Bedeutung ist, wenn die Ödeme rasch zunehmen (z. B. Gewichtszunahme > 1 kg/Woche) oder ein ausgeprägtes Gesichtsödem besteht. In Verbindung mit einer Proteinurie kann es bei rascher Gewichtszunahme/Gesichtsödem auch ohne Hypertonie zur Eklampsie kommen.

Gehen zurück zur **433**.

**369** Vom Höhenstand Beckenboden ist zwar eine vaginal-operative Entbindung möglich, trotzdem ist das nicht die gesuchte Antwort. Daher verlieren Sie 3 Kompetenzpunkte.

Zurück zur **57**.

**370** Bei einer Placenta praevia hat sich die Plazenta im Bereich des Gebärmutterhalses eingenistet und überdeckt den Geburtskanal ganz oder teilweise. Liegt sie dabei zentral über dem inneren Muttermund, bezeichnet man dies als Placenta praevia totalis – und eine vaginale Entbindung ist nicht möglich. Schon bei geringer Wehentätigkeit kann es zu lebensbedrohlichen Blutungen kommen.

Im aktuellen Fall hatte die Patientin keine Wehentätigkeit angegeben; die Blutung trat nach Geschlechtsverkehr auf. Es ist jedoch wichtig, auch diese Differenzialdiagnose im Hinterkopf zu haben. Ein Blick in den Mutterpass und vor allem eine kurze Kontrolle mit dem Ultraschall kann dies ausschließen.

Wenn Sie noch einmal über eine andere Differenzialdiagnose nachdenken wollen, gehen Sie zurück zur **431**, sonst führen Sie bei **308** nun eine klinische Untersuchung durch.

Nein, die gesuchte Zahl ist in einer der Zahlenreihen enthalten. **371**

Gehen Sie weiter zur **309** oder, wenn Sie es nochmals versuchen möchten, zurück zur **187**.

Richtig, dies sind die 5 Kriterien, die abgefragt werden. Der Bishop-Score wird vor allem bei der Geburtseinleitung verwendet, da er den besten Vorhersagewert hinsichtlich einer erfolgreichen Einleitung hat. Mittlerweile gibt es zahlreiche Modifizierungen dieses Punktesystems. Einen modifizierten Bishop-Score finden Sie in Tabelle 2. **372**

Lesen Sie weiter bei **431**.

Nein, digitale vaginale Untersuchungen sind bei einem „vorzeitigen Blasensprung“ kontraindiziert. **373**

Sie verlieren 10 Kompetenzpunkte und gehen zur **122**.

„Das kann schon normal sein. Wir haben eine Lungenreifeinduktion begonnen: Hierunter kann es zu einer Leukozytenerhöhung kommen. Wie sind die sonstigen Parameter? Temperatur? Das CTG?“, wollen Sie wissen. **374**

„Sonst ist alles in Ordnung.“

„Gut, dann gehen wir zu ihr.“

**Tabelle 2:** Modifizierter Bishop-Score. (**372**)

| Befund/ Punkte | Portio | Zervixlänge (cm) | Portiokonsistenz | Muttermundöffnung (cm) | Höhe des vorangegangenen Teils |
|---|---|---|---|---|---|
| 0 | sakral | > 2 | derb | 0 | −3 |
| 1 | mediosakral | 1–2 | mittel (weich) | 1–2 | −2 |
| 2 | median | 0,5–1 | weich | 3–4 | −1/0 |
| 3 | – | < 0,5 | – | > 4 | +1/+2 |

Sie betreten das Zimmer. Frau Mehdorn liegt am Fenster und lächelt, als sie Sie erblickt.

„Einen schönen guten Morgen! Wie geht's ihnen Frau Mehdorn?"

„Ach, ganz gut. Es geht nichts mehr ab. Und diese Wehen habe ich auch nicht mehr."

Sie werfen einen Blick auf das CTG, das gerade abgeleitet wird: Sie können keine Kontraktionen erkennen; und auch sonst ist es unauffällig. Da es aktuell keine offenen Fragen gibt, verabschieden Sie sich und gehen ins nächste Zimmer.

Weiter zur **354**.

**375** Ihr Blick fällt sofort auf den pH-Wert, da Sie wissen, dass dieser der für die Hypoxämie-Diagnostik wesentliche Parameter ist. Außerdem sind die maternogene Aziditätssteigerung sowie der physiologische Abfall des pH-Wertes im fetalen Blut in die klinischen Überlegungen miteinzubeziehen. Die zehnte Perzentile für pH-Werte des fetalen Blutes am Ende der Geburt ist am Termin 7,20. Neben der Aziditätsmessung sind für eine differenzierte Zustandsdiagnostik die pO2- und pCO2-Bestimmung und die Berechnung des „Base Excess" (BE) sinnvoll.

- Bei einem pH-Wert ≥ 7,25 sollte die FBA bei persistierender CTG-Auffälligkeit innerhalb von 30 Minuten wiederholt werden.
- Bei pH-Werten von 7,21–7,24 sollte die FBA innerhalb von 30 Minuten wiederholt oder bei raschem pH-Abfall seit der letzten Messung die Entbindung erwogen werden.
- Eine rasche Entbindung ist insbesondere bei metabolischer Azidämie notwendig (pH ≤ 7,20, $pCO_2$ > 65 mmHg [resp. Azidämie], BE > –9,8 [metabolische Azidämie]).

Im aktuellen Fall mit einem pH von 7,29 sollte die FBA bei erneuter CTG-Auffälligkeit wiederholt werden – und nicht in 30 Minuten, wie von Ihnen vorgesehen.

Sie ziehen sich 3 Kompetenzpunkte ab.

Falls Dr. Schmuse Sie wegen des grünen Fruchtwassers – weshalb Sie die Geburt beenden wollten – noch einmal sprechen wollte, gehen Sie weiter zur **482**, sonst zur **516**.

**376** „Hallo! Wir haben Probleme mit Frau von Braun!"

Von Braun? Von Braun? Wer war das noch mal?

- die Patientin mit der Placenta praevia (**397**)
- die adipöse Patientin mit den falsch positiven Blutdruckwerten (**120**)

- die Patientin mit der Geburt von vorhin (**448**)
- die Patientin mit dem frühen vorzeitigen Blasensprung (**518**)
- die Patientin mit Verdacht auf eine Präeklampsie (**342**)
- die Patientin mit Ausschluss HELLP-Syndrom (**67**)

Gyrasehemmstoffe sind in der Schwangerschaft kontraindiziert! In wohl begründeten Fällen (unkomplizierte Harnwegsinfektion und Atemwegsinfektionen gehören nicht dazu!), in denen besser erprobte Antibiotika nicht wirksam sind, sollten nur Gyrasehemmstoffe eingesetzt werden, zu denen Erfahrungen an einer größeren Zahl von Schwangeren vorliegen, z.B. Norfloxacin oder Ciprofloxacin. **377**

„Mittel der ersten Wahl sind immer Penicilline, da können sie nichts falsch machen!", lautet Ihr Rat.

„Klasse, vielen Dank. Dann gebe ich Ampicillin. Wenn ich Sie jetzt schon am Telefon habe, darf ich Sie noch was fragen?"

„Ich höre."

„Wenn die Patientin jetzt Schmerzen bekommt, welches Schmerzmedikament soll sie dann nehmen?"

„Mittel der ersten Wahl in der Schwangerschaft ist

- ASS." (**77**)
- Paracetamol." (**174**)
- Novalgin." (**332**)
- ein Opioid." (**349**)

Es gibt zahlreiche Faktoren, die das Risiko für eine Frühgeburt erhöhen. Hierzu gehören: Zustand nach Frühgeburt, maternales Alter (< 18 oder > 40), Infektionen (z.B. Kolpitis, Harnwegsinfektion), eine asymptomatische Bakteriurie, Anämie, Voroperationen (z.B. Konisation), Mehrlinge, Polyhydramnion, Stress (z.B. Scheidung, Angst), Placenta praevia, Nikotinabusus und afroamerikanische Herkunft. **378**

Pathogenetisch bedeutsam sind eine Aktivierung der mütterlichen/fetalen Hypothalamus-Hypophysen-Nebennieren-Achse, eine Infektion, eine deziduale Blutung und eine pathologische Uterusdehnung. Dies führt letztlich zu einer Bildung von Uterotonika und Proteasen, welche das Amnion und Zervixstroma schwächen.

Im aktuellen Fall liegt der Risikofaktor „afroamerikanische Herkunft" vor; als Ursache werden genetische Polymorphismen der Zytokine im kindlichen Immunsystem vermutet. Dies führt dazu, dass die Frühgeburt die (neonatale) Haupttodesursache bei Afroamerikanerinnen ist.

Im Mutterpass sind außer dem Nikotinabusus keine Risikofaktoren dokumentiert.

Sie rechnen kurz den Termin nach – anhand der Scheitel-Steiß-Länge – und überprüfen den Eintrag der Hebamme: RR 120/75 mmHg, Urin-Stix o.B.

Weiter zur **6**.

**379** Engmaschige Blutdruckmessungen und eine Laborkontrolle sind wichtige Untersuchungen. Urin-Stix-Kontrollen sind außerdem eine Möglichkeit, die Ausscheidung von Proteinen zu überblicken. Da hierbei jedoch keine quantitative Aussage möglich ist, sollte eine andere Untersuchung im Vordergrund stehen.

Sie verlieren 1 Kompetenzpunkt und gehen zurück zur **347**.

**380** Frisch gestärkt sieht doch alles gleich wieder anders aus: Sie könnten Bäume ausreißen!

So ähnlich muss es sich bei Asterix und Obelix mit dem Zaubertrank abspielen. Das mit dem Bäume-ausreißen ist auch nur ein „könnte", also Konjunktiv. Es wäre jetzt – zu vorgerückter Stunde – schön, wenn sie sich etwas erholen könnten.

- Wenn Sie bereits die Venenverweilkatheter auf Station haben legen lassen (durch Suse), können Sie zur **527** gehen.
- Wenn Sie dies noch nicht getan haben, gehen Sie nun auf Station und erledigen dies. (**131**)

**381** Bei maternaler und/oder fetaler Indikation, wie in diesem Fall im Rahmen einer Vakuumextraktion, kann die Episiotomie eine Hilfe sein. Eine routinemäßige Durchführung ist jedoch abzulehnen, da in zahlreichen Studien gezeigt werden konnte, dass ein zusätzliches perinatales Trauma und höhergradige Dammverletzungen nicht vermieden werden können.

Der Vorteil einer medianen Schnittführung liegt in der geringeren Blutungsneigung und den geringeren postpartalen Beschwerden begründet. Jedoch ist diese nur eingeschränkt erweiterbar und führt im Vergleich zur medio-lateralen Schnittführung zu einer höheren Rate an Sphinkterverletzungen.

Eine medio-laterale Episiotomie schafft deutlich mehr Platz und kann ggf. erweitert werden. Die postpartalen Beschwerden sind ebenso wie der Blutverlust aber signifikant höher. Ein vaginal-operativer Eingriff ist mit einem hohen Risiko einer Dammverletzung assoziiert, sodass aufgrund des geringeren Risikos höhergradiger Dammverletzungen im Vergleich zur medianen Schnittführung eine medio-laterale Episiotomie bevorzugt werden soll.

Eine laterale Schnittführung ist heute obsolet, da diese mit einer ausgeprägten Wundheilungsproblematik verbunden ist.

Gehen Sie weiter zur **550**.

„Das klingt plausibel. Meine Schwester war damals auch schon viel weiter als ich; bestimmt schon in der 36. Woche.“ **382**

„Dann sieht alles natürlich ganz anders aus! Aber wie gesagt: Ich denke nicht, dass Sie sich Sorgen machen müssen!“, betonen Sie noch einmal.

„Nur noch eine Frage: Wie würden Sie das machen? Das mit dem Prolongieren?“

„Da geben wir Ihnen ein Medikament“, antworten Sie. „Hierfür verwenden wir

- ein antihypertensives Medikament, da das HELLP-Syndrom Präeklampsie-assoziiert ist.“ (**296**)
- ASS als Tablette zum Schlucken.“ (**212**)
- hochdosiertes Heparin.“ (**95**)
- Magnesium über die Vene.“ (**61**)
- Kortison über die Vene.“ (**111**)

Sie haben es sich mit Suse bequem gemacht und werden wie bei Muttern bedient. Das tut richtig gut, denn gefrühstückt haben Sie heute Morgen vor lauter Aufregung nicht wirklich. Da man nie weiß, wie aufreibend so ein Dienst wird und die gesetzlich vorgeschriebenen Pausenzeiten sich zwar auf dem Papier schön machen, aber in der Realität nicht immer vorhanden sind, sollte man jede Möglichkeit nutzen, die sich einem bietet. **383**

Sie gehen nach der Mahlzeit wieder mit neuer Energie ans Werk und gewinnen 1 Kompetenzpunkt.

Anmerkung: Sie haben Glück, dass Sie in diesem Krankenhaus angestellt sind! Denn generell gilt: Verzehr von Patientenessen ist ein Abmahnungsgrund – und damit wird in einzelnen Krankenhäusern nicht gespaßt.

Weiter zur **132**.

Der Wirkstoff von Partusisten ist Fenoterol, ein Betasympathikomimetikum. Nach Bindung an die β2-Rezeptoren nimmt das intrazelluläre cAMP zu, wodurch die Phosphorylierung der Myosinkinase gehemmt wird: Es resultiert eine myometrane Relaxation! **384**

Betasympathikomimetika sind die am besten untersuchten Substanzen zur Tokolyse mit einer effektiven Prolongation der Schwangerschaft um 24–48 Stunden. Während in Deutschland Fenoterol verwendet wird, sind es in anderen Ländern andere Betasympathomimetika: Ritodrin in den USA und England, Terbutalin in den USA und Hexoprenalin in der Schweiz. Obwohl diese Medikamente als $\beta_2$-selektiv beschrieben wurden, binden sie auch – in unterschiedlichem Ausmaß – an $\beta_1$- und $\beta_3$-Rezeptoren. Dies erklärt auch die möglichen Nebenwirkungen: Palpitationen (48 %), Tremor (39 %), Übelkeit (20 %), Kopfschmerz (23 %) und Thoraxschmerzen (10 %). Als schwere maternale Nebenwirkungen ist vor allem das Lungenödem beschrieben; prädisponierende Faktoren sind hierbei eine Hydratation, eine vorliegende Präeklampsie, Mehrlingsschwangerschaften und eine maternale Herzerkrankung.

Die Bolustokolyse mit Fenotorol ist im Vergleich zur kontinuierlichen Infusion eine nebenwirkungsärmere Alternative.

Fenoterol ist in Deutschland zur Tokolyse zugelassen und wird intravenös verabreicht. Gemäß der neuen AWMF-Leitlinie „Prävention und Therapie der Frühgeburt“ sollten Betasympathomimetika aber nicht mehr zur Tokolyse verwendet werden.

Lesen Sie weiter bei **496**.

**385** Nein, das ist nicht das gesuchte Syndrom. Aber immerhin werden nach Quintero verschiedene Stadien des gesuchten Syndroms eingeteilt.

Sie verlieren 1 Kompetenzpunkt. Zurück zur **292**.

**386** „Ach schau mal, hier steht das mit den Antibiotika drin“, meint Suse und schon fliegt der Textmarker wieder durch die Lüfte.

„Und was sollen wir nach deren Meinung nun machen?“, fragen Sie etwas schnippisch.

Es ist einen Moment ruhig – während sich Suse durch die Textzeilen der ausgedruckten Literatur durcharbeitet. „Es wird eine Lungenreifeinduktion empfohlen! Da aktuell kein Amnioninfektionssyndrom vorliegt, sollte diese durchgeführt werden. Wenn eins vorläge, dann wäre die Beendigung der Schwangerschaft das empfohlene Vorgehen.“

Wenn das Prozedere, das Sie vorhin in der Akte festgehalten haben, „Geburtseinleitung wegen Gefahr eines Amnioninfektionssyndroms“ lautet, ziehen Sie sich 10 Kompetenzpunkte ab. Denn Sie haben bislang keinen Hinweis auf ein Amnioninfektionssyndrom (oder Triple I, wie es in der neuen Leitlinie zur Prävention und Therapie der Frühgeburt heißt).

Wegweisend wäre vor allem mütterliches Fieber (aurikuläre Temperatur > 38,5 °C, erhöhte Leukozytenwerte im Blut, fetale Tachykardie, ...). Lautet es „Lungenreifeinduktion unter Tokolyse", bekommen Sie 2 Kompetenzpunkte dazu.

Weiter zur **499**.

„Was willst du machen? Möchtest du daran ziehen?", fragt Katrin. **387**

„Hm, eine VE (Vakuumextraktion)? Gute Frage", murmeln Sie. „Wie ist denn der Höhenstand?"

„So zwischen Beckenmitte und Beckenboden."

„Okay, in dem Fall würde ich vorschlagen,

- zuerst eine FBA zu machen, um dann das weitere Vorgehen festzulegen." (**441**)
- sofort einen Kaiserschnitt zu machen." (**33**)
- eine vaginal-operative Entbindung zu machen." (**117**)
- dass ich Dr. Schmuse anrufe. Er soll dann entscheiden, wie es weitergeht!" (**238**)

Bei einer Placenta praevia hat sich die Plazenta im Bereich des Gebärmut- **388**
terhalses eingenistet und überdeckt den Geburtskanal ganz oder teilweise. Liegt die Plazenta zentral über dem inneren Muttermund bezeichnet man dies als Placenta praevia totalis und eine vaginale Entbindung ist nicht möglich – da es schon bei geringer Wehentätigkeit zu lebensbedrohlichen Blutungen kommen kann.

Sie verlieren 1 Kompetenzpunkt und gehen zurück zur **520**.

Das ist die richtige Definition. Und es ist ganz entscheidend, diese zu **389**
kennen! Wehentätigkeit ist definiert als „schmerzhafte, palpable, länger als 30 Sekunden dauernde Kontraktionen, die häufiger als viermal pro 20 Minuten auftreten".

Lesen Sie weiter bei **51**.

Nach so einer Erklärung schwankt die Patientin, so wie Frau von Braun in **390**
diesem Moment, zwischen einer dankbaren Haltung aufgrund der ausführlichen Aufklärung und einer neu gewonnen Beunruhigung angesichts der möglichen Komplikationen. Sie erklären ihr, dass Sie noch kurz die Unterlagen fertig machen würden und sie dann auf die Station gehen könne. Sie nimmt ihre Handtasche, während ihr Mann den bereits gepackten Koffer trägt; dann gehen die beiden aus dem Zimmer.

Sie dokumentieren das weitere Vorgehen und ebenso die ausführliche Aufklärung, als sich Suse, die die ganze Zeit aufmerksam ihren Ausführungen gelauscht hat, bemerkbar macht: „Darf ich mal was fragen?"

„Natürlich, schieß los!"

„Wie ist das mit der antihypertensiven Therapie? Ab wann beginne ich diese bei den verschiedenen Formen? Bei der chronischen Hypertonie? Oder der Präeklampsie?"

Sie öffnen den Internetbrowser und geben https://www.dggg.de/leitlinien-stellungnahmen/leitlinien/ ein. Dort öffnen Sie die Sk2-Leitlinie zur „Diagnostik und Therapie hypertensiver Schwangerschaftserkrankungen" und navigieren zur gewünschten Seite. „Hier kannst du bei Bedarf jederzeit nachlesen", sagen Sie ihr. „Eine antihypertensive Therapie sollte man ab Blutdruckwerten von 150–160/100–110 mmHg beginnen."

Wenn Sie der Patientin vorhin erklärt haben, dass Sie eine antihypertensive Therapie durchführen wollen, dann müssen Sie dies nun wieder geradebiegen und Frau von Braun die Beweggründe erklären. Da dies ein wichtiger Punkt in der Betreuung ist, verlieren Sie in diesem Fall 10 Kompetenzpunkte.

Es geht weiter bei **272**.

**391** Der Patellarsehnenreflex ist unauffällig, d.h. er ist noch auslösbar, die Erregbarkeit aber nicht erhöht. Die Atemfrequenz ist unauffällig und die Niere scheint auch gut auszuscheiden. Frau von Braun wird von Ihnen nochmals angehalten, sich bei Auffälligkeiten umgehend zu melden. Sie verlassen das Zimmer und visitieren die letzten beiden.

Geschafft! Jetzt ist der Dienst bald rum und Sie werden abgelöst.

Weiter zur **421**.

**392** Sie haben den ganzen Geburtsvorgang dokumentiert. Den Eintrag zur Indikation hatte Dr. Schmuse bereits in der Akte festgehalten. „Was nicht dokumentiert ist, wurde nicht gemacht!" – diese Worte Ihres Chefs klingen Ihnen immer in den Ohren! Daher legen Sie so einen großen Wert darauf – und sind bislang damit sehr gut gefahren.

„Miri, ich geh jetzt in die Küche. Suse und ich würden dann was essen; nur damit ihr Bescheid wisst."

„Gut, dann wünsche ich einen guten Appetit!"

Endlich ist es soweit; die vielen Stunden haben doch kräftig gezehrt. Auch wenn es heute eigentlich nur zu einer Geburt kam, war doch immer was zu tun. Ganz zu schweigen von der Tatsache, dass es Ihr erster Dienst ist. Sie entdecken in der Küche sofort die Essenspackungen. Sie decken den Tisch: 2 Teller, Besteck und 2 Gläser; eine Flasche Wasser – und den tollen, naturtrüben Apfelsaft stellen Sie in die Tischmitte.

„Suse, wo bleibst du?", denken Sie und schalten den Fernseher an. Sie nehmen die Fernbedienung in die Hand, als ...

„DRÖÖÖT".

Was ist denn das jetzt? Hat Suse den Türcode vergessen? Aber da ist wohl der Wunsch der Vater des Gedankens. Wie dem auch sei, so lange Sie nicht gerufen werden, ist ja alles in Ordnung!

„Könntest du bitte kommen!", hören Sie Miri nach Ihnen rufen. „Der Rettungsdienst ist da!"

Ach nein, die waren ja angekündigt. Aber das war ja eine Hausgeburt – sollte nichts Wildes sein. Sie schalten den Fernseher wieder aus und gehen an der Zentrale vorbei. Sie sehen die Rettungssanitäter mit ihrer fahrbaren Trage und einer darauf liegenden Frau mit einem Kind im Arm.

Und wen sehen Sie denn da?

„Ach nee, servus Tom!"

„Hi, bist du jetzt hier gelandet!"

Tom war damals schon Rettungsassistent, als Sie während des Studiums beim Rettungsdienst gearbeitet haben. Der war immer topfit und Sie konnten eine Menge von ihm lernen [Anmerkung: Wenn Sie mehr von Tom und seinen Einsätzen erfahren wollen: Lesen Sie „Notarzt-Einsatz! Ein Spielebuch für (angehende) Notärzte"].

„Was bringst du uns denn?", fragen Sie ihn.

„Das ist Frau Gülzem, sie hat daheim ihr viertes Kind bekommen – ein ganz schöner Brocken. Kurz bevor wir hier angekommen sind, ist die Plazenta gekommen. Seitdem blutet sie stark! Wäre klasse, wenn ihr gleich danach schauen könntet!"

Sie gehen zu Frau Gülzem und begrüßen sie. Sie werfen einen Blick unter die Decke und erschrecken: Das ist wahrlich zu viel Blut!

„Miri, fahr sie bitte in Kreißsaal 2."

Sie bekommen von Tom noch die weiteren Papiere: den Notfallschein, den Mutterpass und des Rettungsassistenten höchstes Gut – die Versichertenkarte.

„Der Ehemann kommt mit dem Privatwagen nach", lässt Tom Sie wissen.

„Alles klar. Vielen Dank und einen ruhigen noch!", sagen Sie mit einem Lächeln.

„Gleichfalls! Wird aber vermutlich nicht so ruhig werden: Das Stadtfest wird schon dafür sorgen ...“

Sie schauen sich den Mutterpass genauer an: 38 Jahre alt, 3 Kinder bereits normal geboren – alle um die 4 Kilogramm. Sie gehen in den Kreißsaal 2, in dem die Patientin mittlerweile liegt.

„Frau Gülzem, ist die Geburt so schnell gegangen? Oder warum haben Sie es nicht mehr in die Klinik geschafft?“

„Die letzten Geburten waren auch schon schnell. Diesmal war es noch schneller! Weniger als 2 Stunden! Mein Mann war noch auf Arbeit: Ich konnte daher nicht früher ins Krankenhaus.“

Sie schauen noch mal nach der Blutung: Sie ist immer noch überperiodenstark.

Welche Schritte sind initial wichtig?

Suchen Sie sich 5 Punkte aus:

- Monitoring: Kontrolle des Blutdrucks, der Herzfrequenz (**222**)
- Venenverweilkatheter legen (**155**)
- Gewichtskontrolle des Kindes (**263**)
- Blutentnahme (**511**)
- Kontrolle auf eine Geburtsverletzung (**104**)
- Anruf in der Blutbank zur Bereitstellung von Blutkonserven (**143**)
- Abwarten auf eine Gerinnungsdiagnostik (**277**)
- Kontrolle des Mutterkuchens (**50**)
- Sonografie auf Plazentareste (**253**)
- Info an die Anästhesie (**289**)
- andere Möglichkeit (**234**)

**393** Die Austreibungsperiode ist die Phase nach vollständiger Eröffnung des Muttermunds bis zur Geburt des Kindes. Der Zeitraum davor, die erste Phase der Geburt von Geburtsbeginn bis zur vollständigen Eröffnung bezeichnet man Eröffnungsperiode. Nach der Austreibungsperiode folgt dann die letzte Phase – die Plazentarperiode. Sie ist beendet nach Geburt der Plazenta.

Gehen Sie zur **526**.

**394** Sie informieren Ihren Oberarzt Dr. Schmuse und berichten über die von Ihnen durchgeführte FBA aufgrund des pathologischen CTG. Ganz im Gegensatz zu Ihnen sieht er aufgrund des FBA-Resultates aktuell jedoch keine Indikation zur Geburtsbeendigung per sectionem. Der für die Hypoxämie-Diagnostik wesentliche Parameter des fetalen Blutes ist der aktuelle pH-Wert. Die maternogene Aziditätssteigerung sowie der physiologische Abfall des pH-Wertes im fetalen Blut sind in die klinischen Überlegungen miteinzubeziehen. Die zehnte Perzentile für pH-Werte des fetalen Blutes am Ende der Geburt ist am Termin 7,20. Neben der Aziditätsmessung sind für eine differenzierte Zustandsdiagnostik die $pO_2$- und $pCO_2$-Bestimmung und die Berechnung des „Base Excess“ (BE) sinnvoll.

- Bei einem pH-Wert ≥ 7,25 sollte die FBA bei persistierender CTG-Auffälligkeit innerhalb von 30 Minuten wiederholt werden.
- Bei pH-Werten von 7,21–7,24 sollte die FBA innerhalb von 30 Minuten wiederholt oder bei raschem pH-Abfall seit der letzten Messung die Entbindung erwogen werden.
- Eine rasche Entbindung ist insbesondere bei metabolischer Azidämie notwendig (pH ≤ 7,20, $pCO_2$ > 65 mmHg [resp. Azidämie], BE > –9,8 [metabolische Azidämie]).

Im aktuellen Fall mit einem pH von 7,29 sollte die FBA bei erneuter CTG-Auffälligkeit wiederholt werden.

Sie ziehen sich 5 Kompetenzpunkte ab.

Falls Dr. Schmuse Sie wegen des grünen Fruchtwassers – weshalb Sie die Geburt beenden wollten – noch einmal sprechen wollte, gehen Sie weiter zur **482**, sonst zur **516**.

Suse kommt in die Zentrale. Sie strecken ihr das CTG zur Begrüßung **395**
entgegen.

„Wer ist das? In welcher Woche ist das?“, fragt sie.

„Richtige Fragen“, sagen Sie, „27-jährige II-Gravida, I-Para mit 29+4 SSW. Und was siehst du?“

„Gut, also: Das Herzfrequenzmuster ist normal, Kindsbewegungen sind vorhanden und regelmäßige Kontraktionen.“

„Wieder richtig; und das um diese Uhrzeit. Jetzt darfst du wieder ins Bett gehen.“

Suse schaut Sie entgeistert an. Sie grinsen: „Ganz ruhig – wir schauen uns jetzt mal die Dame an.“ Sie nehmen die Akte und gehen zu Frau Graf, die vor dem Ultraschallraum sitzt.

Weiter zur **333**.

„Möchtest du auch was mitbestellen?“, fragen Sie Suse, die auch schon **396**
etwas ausgemergelt zu sein scheint.

„Das kannst Du aber laut sagen!“, lautet ihre energische Antwort.

„Also gut, mal schauen. Was wollen wir bestellen?“

„Entscheide du. Du hast damit mehr Erfahrung als ich.“

„Gut, dann bestellen wir

- Gyros beim Griechen ‚Die kleine Akropolis‘.“ (**437**)
- Pizza beim Italiener ‚Pinocchio‘.“ (**414**)
- einen Salat, egal wo.“ (**363**)
- einen Hamburger mit Pommes beim ‚Food Express‘.“ (**500**)

**397** Welche Patientin mit Placenta praevia? Heute haben Sie im Dienst doch niemanden aufgenommen. Oje, Sie sind aber ganz schön durcheinander.

Das kostet Sie 1 Kompetenzpunkt. Zurück zu den Optionen von **376**.

**398** Sie gehen in die Küche und wollen sich gerade setzen ...

„PIEEEP, PIEEEP“. Die Nummer des Kreißsaals. Sie sparen sich den Anruf, da Ihnen gerade sowieso eingefallen ist, dass Sie das Telefonat mit Frau Harrison noch in die Akte eintragen müssen. In der Zentrale lauert Katrin vor dem Telefon.

„Hallo Katrin.“

„Ach, du bist schon im Kreißsaal. Das habe ich nicht gewusst. Also, ich habe Frau Meier übernommen. Das CTG ist schon einmal auffällig gewesen. Und jetzt sieht es echt nicht so toll aus. Warte mal, ich hole es dir raus.“ Mit diesen Worten verschwindet sie im Kreißsaal 3.

Suse, die mittlerweile auch etwas weniger agil geworden ist, ergreift sofort die Möglichkeit, Sie etwas zu fragen: „Was heißt denn Austreibungsperiode?“

Weiter zur **225**.

**399** „Das nenne ich mal eine gute Kinderstube! Ich bin Heide und gehöre schon zum Inventar. Keine Bange, wir bekommen das Kind schon geschaukelt!“

Ein wohliges Gefühl breitet sich in Ihrer Magengegend aus. Das ist also die Hebamme Heide, von der schon so viel erzählt wurde. Sie ist die erfahrenste Hebamme und die gute Seele des Kreißsaals.

„Mit der bekommst du jedes Kind raus“, sagte ein Kollege.

Sind ja schon mal gute Voraussetzungen, denken Sie sich und gewinnen 1 Kompetenzpunkt. Weiter zur **83**.

**400** Atosiban (Tractocile) ist in Deutschland zur Tokolyse zugelassen. Es ist ein kompetitiver, nicht selektiver Antagonist für Oxytocin und den

Arginin-Vasopressin-Rezeptor, der Oxytocin-induzierte Kontraktionen unterdrückt.

In Placebo-Studien konnte die Wirksamkeit in der Verlängerung der Schwangerschaft um 24 und 48 Stunden und um 7 Tage nachgewiesen werden; im Vergleich mit Betasympathomimetika konnte eine Äquieffektivität bestätigt werden. Es zeigt jedoch ein deutlich besseres Nebenwirkungsprofil: Palpitationen (2%), Tachykardie (6%), Hypotonie (3%), Übelkeit (12%), Erbrechen (7%) und Kopfschmerzen (10%) können erwartet werden; schwere Nebenwirkungen sind bislang nicht berichtet worden.

Ein großzügiger Einsatz dieses Medikaments wird lediglich durch seine hohen Kosten verhindert.

Lesen Sie weiter bei **496**.

„Gar nichts" gibt's nicht! Auch wenn die Frauen auf der Wochenstation meist alles andere als krank sind, gibt es dennoch einige potenzielle Komplikationen, auf die man achten sollte. **401**

Sie verlieren 4 Kompetenzpunkte und gehen zur **164**.

Eine Präeklampsie gehört mit der chronischen Hypertonie und der Gestationshypertonie zum Formenkreis der hypertensiven Erkrankungen und tritt in 6–8% aller Schwangerschaften auf. Früher wurde auch die Pfropfpräeklampsie dazu gezählt. Die Auswirkungen auf die Schwangerschaft sind erheblich, denn sie tragen zu 20–25% der perinatalen Mortalität bei und stehen an erster bis dritter Stelle der mütterlichen Todesursachen. Insbesondere die Präeklampsie ist für jeden dritten Fall schwerer geburtshilflicher Morbidität, für eine fünffach gesteigerte perinatale Mortalität und weltweit für mindestens 50000 mütterliche Todesfälle pro Jahr verantwortlich. **402**

Richtig ist, dass Sie weder die chronische Hypertonie noch die Gestationshypertonie gewählt haben:

- Die chronische Hypertonie ist entsprechend der neuen Leitlinie definiert als eine präkonzeptionell oder im ersten Trimenon diagnostizierte Hypertonie (Blutdruckwerte ≥ 140/90 mmHg).
- Die Gestationshypertonie ist eine nach dem ersten Trimenon auftretende Hypertonie (Blutdruckwerte ≥ 140/90 mmHg) bei einer zuvor normotensiven Schwangeren. Zusätzliche Kriterien, die eine Präeklampsie definieren, sind dabei nicht erfüllt.

Von einer Präeklampsie spricht man, wenn zusätzlich zur Blutdrucksteigerung noch Kriterien für eine Organmanifestation wie eine signifikante Proteinurie oder eine Beteiligung von Leber, hämatologischem System oder zentralem Nervensystem hinzukommen. Da bei Frau von Braun der Urinstix hinsichtlich einer Proteinurie auffällig war, liegt eine Präeklampsie am nächsten.

Eine Pfropfpräeklampsie gibt es in der überarbeiteten Leitlinie nicht mehr. Man sprach davon, wenn zur chronischen Hypertonie noch eine Gestationsproteinurie hinzukam, heute wird ein solcher Fall auch als Präeklampsie bezeichnet.

Sie gehen weiter zur **103**.

**403** „Sag mal, bekommt die Patientin nun eigentlich eine antibiotische Therapie?“, fragt Suse. „Die ist ja schwanger und das Kind noch ein Frühchen, da ist sowas eher kritischer zu sehen, oder?“

- „Richtig, eine antibiotische Therapie ist in der Schwangerschaft eher ungünstig.“ (**235**)
- „Nein, sie bekommt sofort eine antibiotische Prophylaxe.“ (**362**)
- „Nein, sie bekommt schon eine antibiotische Therapie, aber erst, wenn wir das Antibiogramm vorliegen haben.“ (**449**)

**404** Was wird der vaginale Abstrich bei einer Frau 3 Tage postpartal für ein Resultat liefern? Was fangen Sie mit dem Ergebnis dann an? Die Endometritis puerperalis haben Sie klinisch bereits ausgeschlossen. Das wirkt nicht sehr durchdacht.

Sie verlieren 2 Kompetenzpunkte und gehen (zurück) zu den Optionen von **102**.

**405** Es gibt verschiedene Screeningverfahren, die Hinweise darauf liefern, ob eine Alkoholerkrankung vorliegt. Das CAGE-Interview besteht aus 4 Fragen. Wenn hiervon 2 bejaht werden, weist dies auf eine Alkoholabhängigkeit hin. Die Fragen lauten:

- C = Cut down: „Haben Sie (erfolglos) versucht, Ihren Alkoholkonsum einzuschränken?“
- A = Annoyed: „Haben andere Personen Ihr Trinkverhalten kritisiert und Sie damit verärgert?“
- G = Guilty: „Hatten Sie schon Schuldgefühle wegen Ihres Alkoholkonsums?“
- E = Eye Opener: „Haben Sie jemals schon gleich nach dem Aufstehen getrunken, um ‚in die Gänge zu kommen‘ oder sich zu beruhigen?“

Eine tolle Sache – mit der Beurteilung eines Neugeborenen hat es jedoch wenig zu tun.

Sie verlieren 2 Kompetenzpunkte und gehen zurück zur **550**.

Atosiban (Tractocile) ist in Deutschland zur Tokolyse zugelassen. Es ist ein kompetitiver, nicht selektiver Antagonist für Oxytocin und den Arginin-Vasopressin-Rezeptor, der Oxytocin-induzierte Kontraktionen unterdrückt. **406**

In Placebo-Studien konnte die Wirksamkeit in der Verlängerung der Schwangerschaft um 24 und 48 Stunden und um 7 Tage nachgewiesen werden; im Vergleich mit Betasympathomimetika konnte eine Äquieffektivität bestätigt werden. Es zeigt jedoch ein deutlich besseres Nebenwirkungsprofil: Palpitationen (2%), Tachykardie (6%), Hypotonie (3%), Übelkeit (12%), Erbrechen (7%) und Kopfschmerzen (10%) können erwartet werden; schwere Nebenwirkungen sind bislang nicht berichtet worden.

Ein großzügiger Einsatz dieses Medikaments wird lediglich durch seine hohen Kosten verhindert.

Welche beiden Alternativen werden ebenfalls zur Wehenhemmung empfohlen?

- Adalat p.o. (**502**)
- Adalat i.v. (**434**)
- Partusisten p.o. (**186**)
- Partusisten i.v. (**384**)
- Atosiban p.o. (**1**)
- Magnesium i.v. (**310**)
- Magnesium i.v. + Partusisten (**56**)
- Magnesium i.v. + Adalat (**474**)

Der Klassiker: das Essen wird kalt! Ein Glück kann man Pizza IMMER essen. Die ersten Pizzateile verschlingen Sie kalt – das muss jetzt einfach schnell gehen. Die restlichen legen Sie auf einen Teller und stellen ihn in die Mikrowelle. Nach einigen Sekunden erklingt auch schon der Signalton und Sie holen Ihren Glücksbringer wieder raus. **407**

Weiter bei **380**.

Richtig, das sog. „lambda sign“ gilt als das sicherste Zeichen, um eine dichoriale von einer monochorialen Schwangerschaft zu unterscheiden (Abbildung 12). Es wurde erstmals 1992 von Finberg beschrieben und ist **408**

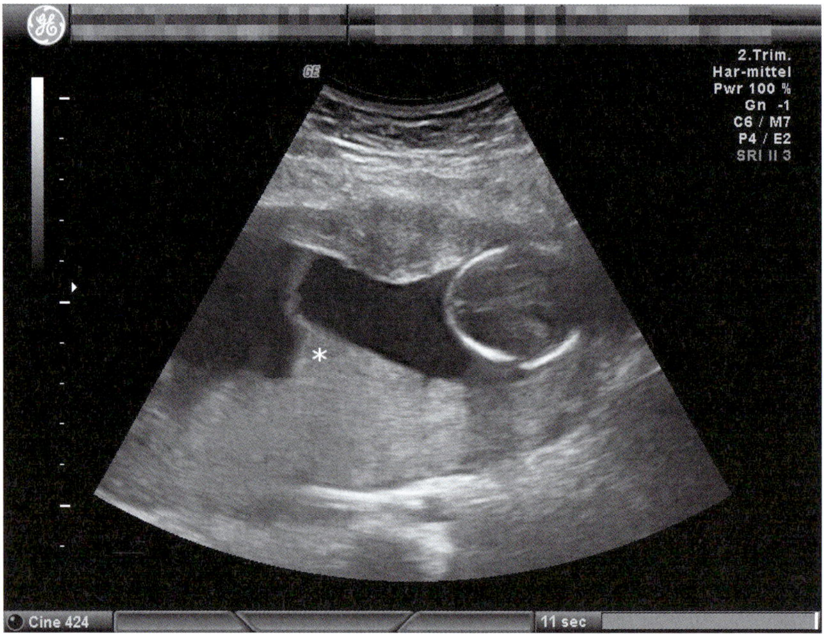


**Abbildung 12:** Hinweis auf eine dichoriale Geminigravidität – das „lambda sign" (*) (**408**).

vor allem im ersten Trimenon sicher nachweisbar. Es ist ein Indikator für eine dichoriale Schwangerschaft.

Weiter bei **183**.

**409** Bei dieser Laborkonstellation liegt eine Thrombozytopenie vor. Es ist zwar kein HELLP-Syndrom, jedoch hätten Sie dem niedrigen Thrombozytenwert nachgehen müssen.

Sie verlieren 2 Kompetenzpunkte und gehen zurück zu den Optionen von **439**.

**410** Weiter bei **15**.

**411** Sie erklären ihr, dass man bei einer hypertensiven Erkrankung in der Schwangerschaft immer den Blick auf 2 Patienten haben muss – die Mutter und das Kind. Eine frühzeitige medikamentöse Blutdrucksenkung führt zwar zu niedrigeren Blutdruckwerten, jedoch konnte ein Nutzen für die fetale Entwicklung und somit eine Verbesserung der kindlichen

Prognose hierdurch nicht nachgewiesen werden. Die Therapie soll die mütterlichen Komplikationen verringern, wofür der systolische Blutdruck der beste Prädiktor ist. Ab Blutdruckwerten ≥ 160/110 mmHg geht man von einem erhöhten Risiko einer Präeklampsie mit assoziiertem Nierenversagen, Schlaganfall und Frühgeburt aus. Bereits ab Blutdruckwerten von 150–160/100–110 mmHg oder höher sollen Blutdruckmedikamente (unter stationärer Kontrolle) gegeben werden. Unter Therapie sollten der Zielblutdruckwert zwischen 130–150/80–100 mmHg liegen und ein diastolischer Blutdruck von 80 mmHg nicht unterschritten werden.

„Oder anders ausgedrückt", sagen Sie, „bei einer Präeklampsie tolerieren wir höhere Blutdruckwerte."

Frau von Braun blickt erstaunt und nickt andächtig.

Sie erklären weiter:

„Wir werden anfangs

- engmaschige Blutdruckmessungen und Blutentnahmen zur Kontrolle des Labors durchführen." (**198**)
- Urin-Stix-Kontrollen, engmaschige Blutdruckmessungen und Blutentnahmen zur Kontrolle des Labors durchführen." (**9**)
- eine Urinkultur, engmaschige Blutdruckmessungen und Blutentnahmen zur Kontrolle des Labors durchführen." (**454**)
- einen 24-Stunden-Sammelurin, engmaschige Blutdruckmessungen und Blutentnahmen zur Kontrolle des Labors durchführen." (**273**)

## 412

Nein dieser Befund ist nicht typisch für eine bakterielle Vaginose. Sie bekommen 4 Kompetenzpunkte abgezogen.

Gehen Sie zurück zur **6** und überlegen noch einmal neu.

## 413

„Okay, heißt das nun aber auch, dass ich die ganze Zeit liegen bleiben sollte? Darf ich nicht so eins, zweimal am Tag etwas raus?"

Ja, die typische Frage der Nikotinsüchtigen. Rauchen ist nicht gesund: Das weiß jeder spätestens dann, wenn man die Zigarettenpackung etwas genauer betrachtet. In der Schwangerschaft ist es auch nicht gerade förderlich und ein Risikofaktor für verschiedene Störungen – u. a. für den vorzeitigen Blasensprung. Am liebsten würden Sie der mutmaßlichen Ex-Air-Berlin-Flugbegleiterin mitteilen, dass es 1000-mal sinnvoller ist, nicht zu rauchen, als das Tablett beim Landeanflug hochzuklappen. Den Sinn dahinter haben Sie noch nie verstanden. Aber nein, das wäre jetzt vielleicht nicht angebracht.

Doch wie sieht es mit der Frage generell aus? Darf die Patientin aufstehen?

- Ja, denn das Risiko von Thrombosen ist in der Schwangerschaft deutlich erhöht. (**199**)
- Nein, sie sollte liegen bleiben. (**461**)

**414** Weiter bei **187**.

**415** Die Patientin beschreibt klassische Symptome einer drohenden Eklampsie: Kopfschmerzen und Sehstörungen. Bei nun steigenden Blutdruckwerten steigt auch das Anfallrisiko. Sie testen die Eigenreflexe: Der Patellarsehnenreflex ist unauffällig.

Was sind Ihre nächsten therapeutischen Schritte?

- sofortige Entbindung per Kaiserschnitt (**240**)
- sofortige Geburtseinleitung (**137**)
- Beginn einer antihypertensiven Therapie (**428**)
- Beginn einer Eklampsieprophylaxe (**88**)
- Beginn einer Eklampsieprophylaxe und sofortige Geburtseinleitung (**483**)
- Beginn einer antihypertensiven Therapie und Eklampsieprophylaxe (**171**)

**416** Bei dieser Laborkonstellation ist der Haptoglobin-Wert nicht im Normalbereich, sodass es sich insgesamt nicht um einen Befund des Typs „alles bestens“ handelt. Es liegt jedoch kein HELLP-Syndrom vor.

Gehen Sie zurück zu den Optionen von **439**.

**417** Weiter zur **288**.

**418** Diese Beschreibung trifft für die Eröffnungsperiode zu. Sie ist die erste Phase der Geburt von Geburtsbeginn bis zur vollständigen Eröffnung des Muttermunds.

Die sich daran anschließende Phase bis zur Geburt des Kindes ist die eigentlich gesuchte Austreibungsperiode, dann folgt als letzte Phase die Plazentarperiode, die nach Geburt der Plazenta abgeschlossen ist.

Sie verlieren 2 Kompetenzpunkte. Gehen Sie zur **526**.

**419** Ein Bolus von 30 IE intravenös ist eindeutig zu viel! Oxytocin kann erhebliche Nebenwirkungen haben: Reflextachykardie, Erhöhung des Herzminutenvolumens und ein vorübergehender Abfall des arteriellen Blutdrucks. Bei mütterlicher Hypotension und kardiovaskulärer Belastung wurden schon Myokardinfarkte und Todesfälle beschrieben. Häufige Nebenwirkungen sind u.a. Übelkeit, Erbrechen, Kopf- und Brustschmerzen; diese treten vor allem bei der Bolusgabe auf.

Sie verlieren 6 Kompetenzpunkte und gehen weiter zur **37**.

Eine Plazentalösung (Abruptio placentae) ist eine dramatische Notfallsituation, die in unterschiedlichen Situationen auftreten kann. Möglich ist sie durch ein abdominales Trauma (z.B. Autoauffahrunfall), einen vorzeitigen Blasensprung, nach Geburt des ersten Zwillings, im Rahmen einer hypertensiven Schwangerschaftserkrankung oder spontan ohne erkennbare Ursache. Hierbei kommt es zu einer Blutung im Bereich der uteroplazentaren Haftfläche, bei der – im Fall einer zentralen Lösung – ein retroplazentares Hämatom entsteht oder die sich – im Fall einer randständigen Lösung – als Blutung nach außen manifestiert. Die Folgen stehen im unmittelbaren Zusammenhang mit dem prozentualen Anteil der betroffenen Plazentafläche, die nicht mehr am Austausch teilnimmt. So kann bereits eine Ablösung der Hälfte der Plazenta zur Hypoxie des Feten und zum intrauterinen Fruchttod führen! Bei einer Ablösung von zwei Dritteln oder mehr kann es auch zur lebensbedrohlichen Blutung für die Mutter kommen! **420**

Eine vorzeitige Plazentalösung ist eine absolute Sectio-Indikation!

Sie verlieren 1 Kompetenzpunkt und gehen zurück zur **520**.

Auf dem Weg zum Aufzug begegnet Ihnen Dr. Schmuse. Er war gerade auf Privatvisite. „Sagen Sie mal, kennen Sie eine Frau Graf?“, fragt er Sie. **421**

„Frau Graf? Ja, die stellte sich heute Nacht mit vorzeitiger Wehentätigkeit vor. Ich habe sie ... (Sie versuchen sich zu erinnern, was Sie vorhin getan haben und antworten entsprechend)

- stationär aufgenommen.“ (**145**)
- nach Hause gelassen. Sie wird sich ambulant bei uns vorstellen.“ (**8**)
- nach Hause gelassen; sie wird sich bei Ihrem Frauenarzt vorstellen.“ (**284**)

Richtig. Blutdruckwerte < 140/90 mmHg werden im Rahmen einer Schwangerschaft als normal bewertet! In diesem Bereich liegen die Werte, die der Frauenarzt im Mutterpass dokumentiert hat. Auch die sonstigen Eintragungen geben keinen Anlass zur Sorge. **422**

Aktuell liegen die Blutdruckwerte jedoch über dem Normalbereich. Noch sind Sie jedoch mit der Untersuchung nicht fertig.

Da Frau von Braun noch wegen ihres letzten Krankenhausaufenthaltes etwas beunruhigt ist, wünscht sie, dass Sie zusätzlich eine Kontrolle der Zervixlänge durchführen. Sie kommen diesem Wunsch nach und können keine Veränderung feststellen. Die anschließende Fetometrie können Sie trotz der Adipositas problemlos durchführen. Sie stellen fest, dass das Kind im Bereich der zehnten Perzentile wächst; die Fruchtwassermenge zeigt sich regelrecht; die Doppler-Sonografie ergibt regelrechte Verhältnisse in der A. umbilicalis und der A. cerebri media. Die Darstellung der Aa. uterinae liefert folgendes Bild (Abbildung 13).

Sie befunden dies als

- unauffällig. (**221**)
- pathologisch. (**146**)

**423** Nein: Tokolytika sollten in der klinischen Routine nicht kombiniert werden! Schon die alleinige Anwendung von Betasymathikomimetika oder Magnesiumsulfat in hoher Dosierung kann schwerste Nebenwirkungen hervorrufen. In der Schwangerschaft sind zudem die Pharmakokinetik und -dynamik meist unbekannt. Kombinationen von Tokolytika sind ungenügend untersucht und ihre Nebenwirkungen unabsehbar.

Sie verlieren 4 Kompetenzpunkte; gehen Sie zurück zur **513**.

**424** Sie erklären Frau Mehdorn, dass Sie nun eine klinische Untersuchung durchführen müssen, um den Blasensprung nachzuweisen. Innerlich müssen Sie etwas schmunzeln: Ihnen fällt gerade ein, an wen die Patientin Sie erinnert. Mit ihrem roten Halstuch sieht sie aus wie eine Flugbegleiterin der mittlerweile insolventen Air Berlin. Mit denen sind Sie früher ein paar Male in den Urlaub geflogen.

„Ich muss Sie jetzt untersuchen. Sie können Ihre Sachen in der Kabine ablegen."

Nach kurzer Zeit kommt sie aus der Kabine und setzt sich auf den Untersuchungsstuhl. Sie platziert die Beine in die Halter und legt sich nach hinten. Als Sie den Knopf drücken und damit die Patientin in die Höhe fahren, müssen Sie sich zusammenreißen: Ein Spruch à la „Bitte nun anschnallen, den Sitz aufrichten und das Tablett am Vordersitz hochklappen" wäre mehr als unangebracht. Sie konzentrieren sich wieder auf das Wesentliche und führen eine Spekulumuntersuchung durch. Den Umgang mit den beiden Vaginal-Spekula beherrschen Sie mittlerweile im

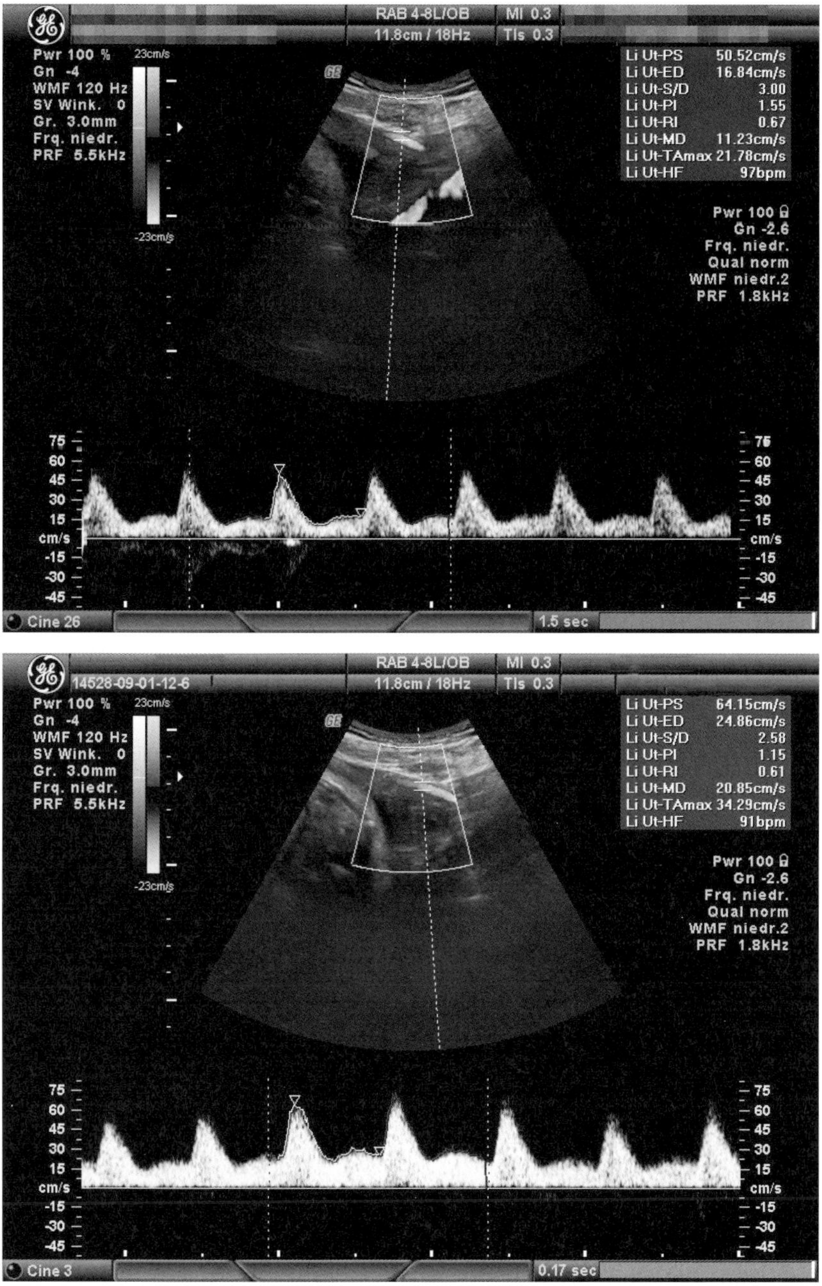


**Abbildung 13:** Doppler-Sonografie der A. uterina links und rechts.

Schlaf. Sie stellen die Portio ein und sehen, wie aus dem Muttermund Flüssigkeit austritt. Sie zeigen den Befund Suse und sichern den Blasensprung, indem Sie

- sonst nichts machen: Es ist klinisch eindeutig ein Blasensprung. (**551**)
- einen Schnelltest zum Nachweis eines vorzeitigen Blasensprungs durchführen. (**275**)
- Bromthymolblau in die Scheide geben und mit dem Farbumschlag einen Blasensprung nachweisen. (**160**)

**425** Sie bitten die Patientin, sich obenrum frei zu machen. Die Brüste sind ziemlich prall und druckdolent.

„Seit heute früh schmerzen die wie die Hölle!“, entgegnet Ihnen die Patientin. An manchen Stellen sind sie auch etwas gerötet.

Sie

- bitten die Patientin, sich wieder anzuziehen. (**181**)
- bitten Suse, das Ultraschallgerät zu holen. (**488**)
- machen einen Abstrich vom Sekret, das aus der Mamille tritt. (**506**)

**426** Was machen Sie als Nächstes?

- Sie gehen in die Küche und warten auf Ihr Essen. (**398**)
- Sie gehen in die Zentrale und dokumentieren den Anruf in der Akte. (**430**)
- Sie machen was anderes. (**351**)

**427** Ein Nabelschnurvorfall ist eine dringliche Notfallsituation. Es kann eine fetale Hypoxie entstehen, wenn die Nabelschnur durch das vorangehende Kindsteil abgeklemmt wird. Diese Gefahr steigt mit der Härte des vorangehenden Kindsteils und ist bei Schädellage somit höher als bei Beckenendlage. In der aktuellen Situation ist der Kopf fest im Becken und ein Nabelschnurvorfall unwahrscheinlich. Die FBA sollte aufgrund der pathologischen CTG-Muster unbedingt durchgeführt werden.

Sie verlieren 4 Kompetenzpunkte und gehen zur **444**.

**428** Es liegen nun rezidivierende Blutdruckwerte ≥ 150/110 mmHg mit aktuellen Werten um die 180/120 mmHg vor. Es besteht heute ein genereller Konsens, dass eine antihypertensive Therapie aus mütterlicher Indikation bei 150/110 mmHg erforderlich ist. Es ist gut möglich, dass sich die Symptome (Kopfschmerzen und Sehstörungen) durch die Therapie bessern. Ebenso können die Kopfschmerzen – als Nebenwirkung der Antihypertensiva – auch verstärkt werden.

Allein mit der antihypertensiven Therapie ist es oft nicht getan. Die Patientin zeigt Prodromalsymptome einer drohenden Eklampsie: Mit einer Eklampsieprophylaxe wären Sie auf der sicheren Seite.

Weiter zur **278**.

Der Wirkstoff von Partusisten ist Fenoterol, ein Betasympathikomimetikum. Nach Bindung an die β2-Rezeptoren nimmt das intrazelluläre cAMP zu, wodurch die Phosphorylierung der Myosinkinase gehemmt wird: Es resultiert eine myometrane Relaxation! **429**

Betasympathikomimetika sind die am besten untersuchten Substanzen zur Tokolyse mit einer effektiven Prolongation der Schwangerschaft um 24–48 Stunden. Während in Deutschland Fenoterol verwendet wird, sind es in anderen Ländern andere Betasympathomimetika: Ritodrin in den USA und England, Terbutalin in den USA und Hexoprenalin in der Schweiz. Obwohl diese Medikamente als $\beta_2$-selektiv beschrieben wurden, binden sie auch – in unterschiedlichem Ausmaß – an $\beta_1$- und $\beta_3$-Rezeptoren. Dies erklärt auch die möglichen Nebenwirkungen: Palpitationen (48 %), Tremor (39 %), Übelkeit (20 %), Kopfschmerz (23 %) und Thoraxschmerzen (10 %). Als schwere maternale Nebenwirkungen ist vor allem das Lungenödem beschrieben; prädisponierende Faktoren sind hierbei eine Hydratation, eine vorliegende Präeklampsie, Mehrlingsschwangerschaften und eine maternale Herzerkrankung.

Die Bolustokolyse mit Fenotorol ist im Vergleich zur kontinuierlichen Infusion eine nebenwirkungsärmere Alternative.

Fenoterol ist in Deutschland zur Tokolyse zugelassen und wird intravenös verabreicht. Gemäß der neuen AWMF-Leitlinie „Prävention und Therapie der Frühgeburt" sollten Betasympathomimetika aber nicht mehr zur Tokolyse verwendet werden.

Welche Alternativen werden zur Wehenhemmung empfohlen und haben weniger Nebenwirkungen?

- Adalat p.o. (**508**)
- Adalat i.v. (**254**)
- Indometacin p.o. (**45**)
- Atosiban i.v. (**400**)
- Magnesium i.v. (**440**)
- Magnesium i.v. + Partusisten i.v (**62**)
- Magnesium i.v. + Adalat p.o. (**96**)

**430** Sie nehmen die Akte, die Sie dafür bereitgelegt hatten und notieren das Telefonat und die Laborwerte. Die Hebamme Katrin kommt in die Zentrale.

„Ach, du bist schon im Kreißsaal. Das ist ja klasse. Also, ich habe Frau Meier übernommen. Das CTG ist schon einmal auffällig gewesen. Und jetzt sieht es wieder echt nicht so toll aus. Warte mal, ich hole es dir raus." Mit diesen Worten verschwindet sie im Kreißsaal 3.

Suse, die mittlerweile auch etwas weniger agil geworden ist, ergreift sofort die Möglichkeit, Sie etwas zu fragen: „Was heißt denn Austreibungsperiode?"

Weiter zur **225**.

**431** „Also, ich habe alles eingetragen ..., würde dann mein Glück versuchen."

„Dann schlaf mal schön", antwortet Katrin.

„Morgen früh oder in ein paar Stunden ist Visite. Wir treffen uns um halb 8 auf Station", geben Sie Suse die letzte Anweisung – bevor Sie sich in Ihr Bett fallen lassen. Und diesmal dauert es auch gar nicht lange bis Sie in anderen Sphären weilen. Wer hätte das gedacht? Sie haben doch tatsächlich 2 Stunden schlafen können.

Warum nur zwei? Das Telefon hat Sie mal wieder aus dem Schlaf gerissen und ein „Wir haben einen Zugang! Blutung nach GV in der 27. SSW" war Ihre Aufsteh-Motivation. Sie werfen einen Blick auf die Uhr: 6:08 Uhr. Blutung nach GV? Um diese Uhrzeit? Na ja, hilft ja nichts. Sie versuchen es positiv zu sehen und sind dankbar über die 2 Stunden, die Ihnen gegönnt wurden. Sie ziehen sich an, werfen einen kurzen Blick – je kürzer desto besser – in den Spiegel und nehmen die Akte von Katrin in Empfang.

Sie schauen in den Mutterpass: Bis jetzt ein komplikationsloser Verlauf. Sie begrüßen Frau Bärl und gehen mit ihr und ihrem Partner in den Untersuchungsraum. Aufgeregt berichtet Frau Bärl, dass sie vor einer halben Stunde aufgestanden ist, da sie auf die Toilette musste; dort habe sie Blut gesehen und kurz darauf rot: Sie hat Ihren Partner geweckt und ist hierhergefahren.

Und ja, um Mitternacht hatten sie noch Geschlechtsverkehr.

Was ist Ihre Verdachtsdiagnose?

- Uterusruptur (**2**)
- Portioektopie (**185**)
- Placenta praevia (**370**)
- Abruptio placentae (**125**)
- Uterusatonie (**493**)

- Insertio velamentosa (**63**)
- Zeichnungsblutung (**247**)

Die gesuchte Zahl ist bei diesen Zahlen nicht dabei! **432**

Gehen Sie weiter zur **309** oder, wenn Sie es nochmals versuchen möchten, zurück zur **187**.

Sie erklären der Patientin noch Symptome, auf die sie achten sollte, die sog. Prodromalsymptome. **433**

„Bitte melden sie sich umgehend, wenn bei ihnen

- rechtsseitige Oberbauchschmerzen, oft in Kombination mit Übelkeit und Erbrechen auftreten." (**114**)
- Augenflimmern, Doppelbilder und Kopfschmerzen auftreten." (**230**)
- verstärkt Wassereinlagerungen auftreten." (**368**)

Nifedipin, der Wirkstoff von Adalat, ist ein Arzneistoff aus der Gruppe der Kalziumantagonisten und wird hauptsächlich zur Behandlung der arteriellen Hypertonie eingesetzt. Ein Einsatz als Wehenhemmer ist zwar auch möglich, aber nicht intravenös! Sie verlieren 3 Kompetenzpunkte. **434**

Gehen Sie zurück zu den Optionen von **406**.

Gehen Sie weiter zur **208**. **435**

Wenn eine systemische Behandlung der Mutter mit Glukokortikoiden erforderlich ist, sind Prednison oder Prednisolon hierfür die Mittel der Wahl. Zur Lungenreifeinduktion werden sie jedoch nicht verwendet! In der Plazenta werden Kortisol und Prednisolon enzymatisch inaktiviert. Perinatal finden sich im fetalen Blut nur 10 % der maternalen Konzentration von Prednison und Prednisolon. **436**

Ziehen Sie sich 2 Kompetenzpunkte ab und überlegen bei **499** noch einmal neu.

Weiter bei **187**. **437**

Nein, das sog. „T-sign" gibt einen Hinweis auf die vorliegende Amnionizität. Es befindet sich keine trennende Membran zwischen den Feten, was ein Indikator für eine monochoriale-diamniale Schwangerschaft ist. **438**

Sie verlieren 1 Kompetenzpunkt und gehen zurück zur **339**.

**439** „PIEEEP, PIEEEP“. Dieses Mal kann es ein gutes Zeichen sein. Sie erkennen die Nummer des Kreißsaals auf Ihrem Pager und lächeln beseelt. Bestimmt ist das Essen da. Sie gehen in den Kreißsaal und treffen in der Zentrale Miri an.

„Hallo Miri, hast du übernommen?“

„So sieht es aus. Und Katrin ist bei Frau Meier.“

„Okay, du willst mir sicher sagen, dass das Essen da ist.“

„Welches Essen? Nein, die Rettungsleitstelle hat angerufen. Sie sind auf dem Weg hierher: Hausgeburt!“ Doch so richtig haben Sie das schon gar nicht mehr vernehmen wollen. Zu groß die Enttäuschung! Der Hunger wird immer größer.

„PIEEEP, PIEEEP“. Super, wieder dieser blöde schwarze Kasten. Es ist jetzt eine Nummer drauf, die Sie nicht kennen. Sie gehen zum nächsten Telefon und tippen die Zahlen ein.

„Hallo, hier ist die Zentrale. Ich habe einen Anruf von extern für Sie!“

„Okay, ich lege auf“, antworten Sie.

„PIEEEP, PIEEEP“. Schon wieder macht sich Ihr Pager bemerkbar. Wiederum eine Nummer, die Sie nicht kennen.

„Hallo?“, erklingt eine Stimme aus dem Hörer.

„Äh ja, hallo“, antworten Sie etwas verstört, da Sie durch den Pager abgelenkt wurden.

„Frau Harrison hier. Ich wollte mich nach meinen Laborwerten erkundigen. Ich konnte nicht so lange warten. Vielleicht sind die ja schon da?“

„Hallo Frau Harrison. Einen Moment, ich muss kurz im Computer nachschauen, ob die Werte schon da sind.“ Sie klemmen den Hörer zwischen Ohr und Schulter ein und öffnen im vor Ihnen stehenden Computer das entsprechende Programm.

„PIEEEP, PIEEEP“.

„Das gibt’s doch nicht“, denken Sie. Die Nummer der Station blinkt auf dem Pager. Das Laborprogramm öffnet sich und nachdem sie Frau Harrisons Daten eingegeben haben, erscheinen auch schon die Laborwerte. Sie überblicken diese kurz und sagen dann: „So Frau Harrison, wie vermutet: alles bestens!“

„Ach dann bin ich aber erleichtert. Ich bedanke mich nochmals herzlich bei Ihnen. Ich wünsche Ihnen noch einen ruhigen Dienst!“

„Gern geschehen“, antworten Sie und wünschen sich dasselbe.

Die Laborparameter lauteten:

- Haptoglobin erhöht, GOT 25, GPT 28, Thrombozyten 87 000 (**409**)
- Haptoglobin normal, GOT 37, GPT 38, Thrombozyten 90 000 (**176**)

- Haptoglobin normal, GOT 457, GPT 427, Thrombozyten 200 000 (**217**)
- Haptoglobin normal, GOT 31, GPT 34, Thrombozyten 110 000 (**43**)
- Haptoglobin niedrig, GOT 148, GPT 150, Thrombozyten 180 000 (**144**)
- Haptoglobin niedrig, GOT 33, GPT 35, Thrombozyten 160 000 (**416**)

Magnesiumsulfat ist zur Tokolyse zugelassen – effektiv soll es aber nicht sein! Ja, das ist verwirrend. Magnesium wirkt in der Zelle als Kalziumantagonist und führt zur Blockade der kalziumabhängigen Phosphorylierung der Myosinkinase und dadurch zu einer myometranen Relaxation. **440**

Ein Wirknachweis gegenüber Placebo erbrachte keinen Vorteil von Magnesiumsulfat: Es wird in der Literatur als ineffektiv in der Verzögerung der Geburt oder in der Verhinderung der Frühgeburt beschrieben. Zudem ist es mit einer Erhöhung der kindlichen Mortalität assoziiert – wenn sehr hohe Dosen angewendet werden.

Maternale Nebenwirkungen sind durch die Effekte an der neuromuskulären Endplatte erklärbar; Schwäche und Abgeschlagenheit und schlimmstenfalls eine Atemdepression bis zu mütterlichen Todesfällen aufgrund von Atem- und Herzstillstand wurden bei hohen Serumspiegeln beschrieben.

Gemäß der neuen AWMF-Leitlinie „Prävention und Therapie der Frühgeburt" sollte Magnesiumsulfat nicht mehr zur Tokolyse verwendet werden.

Sie verlieren 3 Kompetenzpunkte; gehen Sie zurück zur **429**.

„Okay, wenn du meinst. Willst du nicht lieber den Oberarzt informieren. Du weißt schon, einfach zur Sicherheit!" **441**

„Heißt das, dass Katrin Ihrer Meinung nicht traut oder hat sie vielleicht Recht?" Diese Gedanken schwirren durch Ihren Kopf. Aber: Sicher ist sicher! „Gut, ich rufe Dr. Schmuse an." Sie nehmen das Telefon und wählen die Nummer. Die diensthabenden Oberärzte haben keinen Pager, sondern ein Handy, sodass auch gleich ein „Schmuse" erklingt. Hierbei betont er stets das „u", sodass es einen meditativen Unterton erhält. Sie erklären ihm die Situation.

„Na ja, eine FBA ist bei einem pathologischen CTG schon indiziert. Aber wir wollen natürlich auch nicht unnötig Zeit verschwenden. In der Austreibungsperiode sagten Sie?"

„Ja, richtig", bestätigen Sie.

„Das kommt jetzt auf den Höhenstand an. Ich komme mal in den Kreißsaal“, sagt er und legt auf.

Sie atmen durch und sind irgendwie froh, dass Sie die Entscheidung nicht mehr treffen müssen. Gut, dass Ihre Hebamme mitgedacht hat! Den Oberarzt anzurufen, darauf hätten Sie aber auch selbst können! Dafür ist er ja da. Sie bekommen 10 Kompetenzpunkte abgezogen.

Doch wie hat er das gemeint mit „Das kommt jetzt auf den Höhenstand an“?

Weiter zur **57**.

**442** Höhergradige Mehrlinge (> 2) sollten unabhängig von Lage und Gewicht per Kaiserschnitt entbunden werden.

Sie verlieren 1 Kompetenzpunkt und gehen zurück zur **520**.

**443** Von einem Krampfanfall war keine Rede! Vielleicht haben Sie nicht genau zugehört, da Ihre Gedanken kurzzeitig abgeschweift sind?

Sie verlieren 2 Kompetenzpunkte und gehen zurück zur **210**.

**444** Die Eröffnung der Fruchtblase gelingt problemlos. Hierbei kommt Ihnen reichlich Fruchtwasser entgegen. Zum Glück haben Sie eine adrette Schürze an und Ihre weiße Hose wird nicht versaut.

Die Farbe des Fruchtwassers ist

- klar. (**325**)
- grün. (**66**)

**445** Die Endometriumablation wird bei zu starken, zu häufigen und unregelmäßigen Regelblutungen durchgeführt, wenn konservative – hormonelle – Therapieversuche erfolglos waren. Das Endometrium wird dabei entfernt respektive zerstört. Bei einer postpartalen Blutung ist dieser Eingriff unsinnig.

Sie verlieren 10 Kompetenzpunkte; gehen Sie zurück zur **37** und suchen sich eine neue Option aus.

**446** Der Fruchtblasenstatus wird beim Bishop-Score nicht abgefragt. Zu den 5 Kriterien, die bewertet werden, gehören: Portiolage, Portiolänge, Portiokonsistenz, Muttermundöffnung, Höhenstand. Mittlerweile gibt es zahlreiche Modifizierungen dieses Punktesystems. Einen modifizierten Bishop-Score finden Sie in Tabelle 2 auf Seite 131.

Sie verlieren 1 Kompetenzpunkt; lesen Sie weiter bei **431**.

Da HELLP-Syndrom für Hämolyse, erhöhte Leberwerte und eine Thrombozytopenie steht, sollten die entsprechenden Parameter abgenommen werden. LDH und Bilirubin sind nicht die optimalen Parameter, um eine Hämolyse abzuklären. **447**

Sie verlieren 2 Kompetenzpunkte und gehen zurück zu den Optionen von **44**.

Nein, Frau Meier war der Name. Wer war Frau von Braun? **448**

Sie verlieren 2 Kompetenzpunkte, da es Ihnen absolut nicht einfallen will. Sie gehen zurück zu den Optionen von **376**.

Bis das Ergebnis vorliegt, vergehen einige Tage. Je nach Antibiogramm kann die antibiotische Therapie/Prophylaxe umgestellt werden; jedoch sollte in diesem Fall eines „frühen vorzeitigen Blasensprungs" sofort mit einer Gabe begonnen werden. Denn dadurch können die maternale und fetale Morbidität reduziert und die Schwangerschaft verlängert werden. **449**

Sie verlieren 2 Kompetenzpunkte und gehen weiter zur **386**.

Welche Symptome führten zu Ihrem Entschluss, einen Röntgen-Thorax durchzuführen? Hat die Frau über Atemnot berichtet? Ergab die klinische Untersuchung etwas Auffälliges in diese Richtung? Bevor Sie diagnostische Verfahren anordnen, sollten Sie eine verdächtige Anamnese oder klinische Untersuchung vorliegen haben. Alles andere wirkt wie ein Schrotschuss-Vorgehen. **450**

Ziehen Sie sich 2 Kompetenzpunkte ab und gehen Sie (zurück) zu den Optionen von **138**.

Nein: Tokolytika sollten in der klinischen Routine nicht kombiniert werden! Zwar erhöht die Kombination von Nifedipin und Magnesium i.v. gemäß aktueller AWMF-Leitlinie „Hypertensive Schwangerschaftserkrankungen" die magnesiumbedingten Nebenwirkungen nicht, trotzdem sind Kombinationen von Tokolytika ungenügend untersucht und ihre Nebenwirkungen unabsehbar. Zudem sind in der Schwangerschaft die Pharmakokinetik und -dynamik meist unbekannt. **451**

Sie verlieren 4 Kompetenzpunkte; gehen Sie zurück zur **513**.

Eine Schräglage ist eine geburtsunmögliche Lageanomalie. Daher stellt sie eine absolute Sectio-Indikation dar. **452**

Sie verlieren 1 Kompetenzpunkt und gehen zurück zur **520**.

**453** Eine laterale Schnittführung bei einer Episiotomie ist heute obsolet, da sie mit einer ausgeprägten Wundheilungsproblematik verbunden ist. Sie bekommen 5 Kompetenzpunkte abgezogen.

Gehen Sie zurück zur **286**.

**454** Engmaschige Blutdruckmessungen und eine Laborkontrolle sind wichtige Untersuchungen. Da der Urinbefund bei der Aufnahmeuntersuchung auffällig war, sollte dieser noch abgeklärt werden. Eine Urinkultur ist vor allem zum Ausschluss einer Harnwegsinfektion respektive einer asymptomatischen Bakteriurie in der Schwangerschaft wichtig. Bei den hypertensiven Schwangerschaftserkrankungen sollte eine andere diagnostische Urinuntersuchung durchgeführt werden.

Sie verlieren 2 Kompetenzpunkte und gehen zurück zur **411**.

**455** Eine Nabelschnurverknotung ist in diesem Fall ausgeschlossen, da eine dichoriale Geminigravidität vorliegt. Lediglich bei monochorial-monoamnialer Geminigravidität ist aufgrund des hohen Risikos der gegenseitigen Nabelschnurumschlingung/-verknotung eine primäre Sectio caesarea indiziert. Diese sollte unter Abwägung der Frühgeburtlichkeitsproblematik so früh wie möglich stattfinden.

Sie verlieren 5 Kompetenzpunkte. Zurück zur **544**.

**456** Aufgrund der hohen Blutdruckwerte bei der Präeklampsie wurde eine antihypertensive Therapie begonnen. Wichtig ist hierbei: Die Patientinnen sind engmaschig zu überwachen und die diastolischen Zielblutdruckwerte sollten 80 mmHg nicht unterschreiten!

Sie fragen nach „Kopfschmerzen, Augenflimmern oder rechtsseitigen Oberbauchschmerzen" – all dies verneint die Patientin. Weiter zur **31**.

**457** Sie zeigen Suse den Befund.

„Dieser weiße, bröcklige Ausfluss – ist das ein Pilz?"

„Ja, gut erkannt."

„Das sieht ja wirklich wie Hüttenkäse aus."

„Wie bitte?"

„Uns hat man in der Vorlesung gesagt, dass der Ausfluss bei einer Pilzinfektion weißlich-bröckelig wird – wie Hüttenkäse halt."

Das ergänzen Sie noch mit den differenzialdiagnostischen Befunden:

- Bei einer bakteriellen Vaginose – auch Aminkolpitis genannt – würde man eher einen dünnflüssigeren Fluor erwarten, typischerweise mit einem fischigen Geruch, den man durch Gabe von Kaliumhydroxid (KOH) verstärken kann.

- Bei einer Trichomonadeninfektion würde man eher einen grünlich-gelblichen Fluor erwarten.

„Wir nehmen noch Abstriche für die Mikrobiologie und die Nativzytologie", sagen Sie nun wieder an die Patientin gerichtet. „Es sieht aber ganz nach einer Pilzinfektion aus; der Muttermund ist zum Glück geschlossen." Sie nehmen die Abstriche und kontrollieren auch den pH-Wert: 4,5. Gut, bei einer Pilzinfektion muss der nicht auffällig sein.

Weiter zur **175**.

Dinoproston, ein natives Prostaglandin E2, wird zur Geburtseinleitung verwendet. Neben zervixreifenden Effekten wirkt es auch über eine Myometriumkontraktion. Bei einer postpartalen Blutung findet es jedoch keine Anwendung. **458**

Sie verlieren 3 Kompetenzpunkte; gehen Sie zurück zur **89**.

Eine Beckenendlage ist eine Längslage mit einer fehlerhaften Poleinstellung, da hier das Beckenende und nicht der Kopf des Kindes vorangeht. Am Termin liegen häufig reine Steiß- oder Steiß-Fuß-Lagen vor, die vaginal entwickelt werden können. Da eine spontane Beckenendlagenentbindung mit erhöhten Risiken verbunden ist, kann man auch einen Kaiserschnitt durchführen. Er ist aber nicht zwingend erforderlich. **459**

Wenn Sie schon 4 richtige Indikationen haben, dürfen Sie weiter zur **210** – sonst gehen Sie zurück zur **520**.

Sie erklären der Patientin, dass es sich um einen Milcheinschuss handelt. **460**

„Milcheinschuss? Das ist nicht nur ein Einschuss! Ich könnte die Babys der ganzen Station versorgen!", hallt es Ihnen entgegen.

Ein Lächeln huscht über Ihr Gesicht. Sie beruhigen die Patientin, dass dies am dritten Tag nach Geburt des Kindes normal sei. Die Temperaturerhöhung ist dadurch auch erklärbar. Sie kontrollieren den Fundusstand der Gebärmutter und den Lochialfluss.

„Alles bestens", erklären Sie der Patientin, und da keine weiteren Fragen bestehen, verlassen Sie mit Ihrem Anhang das Zimmer. Sie manövrieren den Visitenwagen mit den Planetten ins Stationszimmer.

„Gibt es sonst noch irgendwas Akutes?", fragen Sie Elena.

Weiter zur **545**.

**461** „Besser ist das!“ Bei einem „frühen vorzeitigen Blasensprung“ besteht die Gefahr, dass es zu einem Vorfall – Kindsteile, Nabelschnur – kommen könnte. Ein Nabelschnurvorfall kann für das Kind lebensbedrohlich werden! Das ist jedenfalls die landläufige Meinung, die aber nur mäßig mit Evidenz belegt ist. Eine komplette Bettruhe hat auch viele Nachteile, weshalb ein gelegentliches Aufstehen – beispielsweise zur Körperhygiene – nicht obsolet ist. Wenn die Patientin aber aufstehen möchte, um zum Rauchen zu gehen ... dann ist Antwort natürlich „Nein“.

Weiter zur **172**.

**462** „Informiere bitte Dr. Schmuse“, sagen Sie zu Suse.

Nach ein paar Minuten kommt sie wieder und meint nur, dass Sie ihn nach der FBA-Durchführung anrufen sollen.

Weiter geht's bei **325**.

**463** Neben den beiden nebenwirkungsarmen Alternativen Atosiban – aber sehr teuer – und Adalat – nicht zugelassen – gibt es noch das i.v. zu gebende Partusisten.

Der Wirkstoff von Partusisten ist Fenoterol, ein Betasympathikomimetikum. Nach Bindung an die $\beta_2$-Rezeptoren nimmt das intrazelluläre cAMP zu, wodurch die Phosphorylierung der Myosinkinase gehemmt wird: Es resultiert eine myometrane Relaxation!

Betasympathikomimetika sind die am besten untersuchten Substanzen zur Tokolyse mit einer effektiven Prolongation der Schwangerschaft um 24–48 Stunden. Während in Deutschland Fenoterol verwendet wird, sind es in anderen Ländern andere Betasympathomimetika: Ritodrin in den USA und England, Terbutalin in den USA und Hexoprenalin in der Schweiz. Obwohl diese Medikamente als $\beta_2$-selektiv beschrieben wurden, binden sie auch – in unterschiedlichem Ausmaß – an $\beta_1$- und $\beta_3$-Rezeptoren. Dies erklärt auch die möglichen Nebenwirkungen: Palpitationen (48 %), Tremor (39 %), Übelkeit (20 %), Kopfschmerz (23 %) und Thoraxschmerzen (10 %). Als schwere maternale Nebenwirkungen ist vor allem das Lungenödem beschrieben; prädisponierende Faktoren sind hierbei eine Hydratation, eine vorliegende Präeklampsie, Mehrlingsschwangerschaften und eine maternale Herzerkrankung.

Die Bolustokolyse mit Fenotorol ist im Vergleich zur kontinuierlichen Infusion eine nebenwirkungsärmere Alternative.

Fenoterol ist in Deutschland zur Tokolyse zugelassen und wird intravenös verabreicht. Gemäß der neuen AWMF-Leitlinie „Prävention und

Therapie der Frühgeburt“ sollten Betasympathomimetika aber nicht mehr zur Tokolyse verwendet werden.

Hebamme Katrin bereitet die von Ihnen gewünschte Tokolyse vor.

Da meldet sich Suse zu Wort. „Da fällt mir noch was ein ... wie heißt eigentlich der Score?“ Weiter zur **519**.

Dieser Wert ist ohne Frage eindeutig zu hoch! **464**

Ziehen Sie sich 2 Kompetenzpunkte ab und versuchen es noch einmal bei den Optionen von **273**.

Apgar im Apgar-Score ist kein Akronym, das stimmt. Es wurde jedoch **465**
nicht nach einer Stadt im Bundesstaat Virginia benannt. Virginia ist aber schon nah dran.

Sie verlieren 1 Kompetenzpunkt und gehen weiter zur **153**.

Sie betreten das Zimmer. Frau Mehdorn liegt am Fenster und lächelt, als **466**
sie Sie erblickt.

„Einen schönen guten Morgen! Wie geht’s ihnen Frau Mehdorn?“

„Ach, ganz gut. Es geht nichts mehr ab. Und diese Wehen habe ich auch nicht mehr.“

Sie werfen einen Blick auf das CTG, das gerade abgeleitet wird: Sie können keine Kontraktionen erkennen; und auch sonst ist es unauffällig. Sie verabschieden sich und gehen ins nächste Zimmer.

Weiter zur **354**.

Da HELLP-Syndrom für Hämolyse, erhöhte Leberwerte und eine Throm- **467**
bozytopenie steht, sollten die entsprechenden Parameter abgenommen werden. LDH ist kein guter Parameter, um eine Hämolyse abzuklären.

Sie verlieren 2 Kompetenzpunkte und gehen zurück zu den Optionen von **44**.

Eine Harnwegsinfektion kann – wie andere Entzündungen auch – über die **468**
Bildung von Uterotonika und Proteasen, die das Amnion und Zervixstroma schwächen, das Frühgeburtsrisiko erhöhen.

Zurück zu den Optionen von **51**. Wenn Sie bereits 5 Risikofaktoren erkannt haben, gehen Sie weiter zur **378**.

Sie erläutern Frau von Braun die klinische Situation und den weiteren **469**
Ablauf: „Wir werden Sie in den Kreißsaal bringen. Dort wird ein CTG

gemacht und das Blutdruckmedikament gegeben. Zudem erhalten Sie noch Magnesium über die Vene – nur zum Schutz!“

Frau von Braun nickt. Sie gehen ins Stationszimmer und dokumentieren Ihre Vorgaben. Suse stand bislang regungslos neben Ihnen – sie scheint noch mit der Müdigkeit nach dem kurzen Schlaf zu kämpfen. Jetzt im Stationszimmer scheinen ihre Lebensgeister den Kampf zu gewinnen. „Sag mal, gibt es denn die Möglichkeit so eine Präeklampsie vorherzusehen? Und wenn ja, kann man da irgendwas machen? Ist ja schon übel sowas.“

„Ja, da hast du recht – sowas kann schon richtig übel werden“, sagen Sie. „Wichtig ist erst einmal, dass dir anhand der Anamnese das Risikoprofil bewusst ist. Bei Zustand nach einer hypertensiven Erkrankung, einem Gestationsdiabetes, einer Adipositas, einer (alten) Erstgebärenden und bei bestehenden Erkrankungen wie eine Hypertonie oder Nierenerkrankung: Da muss das Warnlicht angehen! So zwischen der 22. und 24. SSW kann ein Screening mittels Doppler-Sonografie der uterinen Blutgefäße durchgeführt werden.“

Suse scheint nun hellwach und schaut Sie mit großen Augen an. Sie fahren fort: „Eine Auffälligkeit wie z. B. ein ‚Notch-Phänomen‘ beidseits kann auf ein erhöhtes Risiko für eine Präeklampsie hinweisen; der Befund sollte in der 24. SSW kontrolliert werden.“

„Und was gebe ich dann?“

„Na ja, wirklich geben kannst du nichts. Diese Frauen müssen einfach etwas engmaschiger kontrolliert werden. Es gibt mittlerweile eine Laboruntersuchung, die eine Hilfe darstellen kann: Hier werden angiogene und antiangiogene Faktoren bestimmt – sFlt und PlGF. Wie genau sich das im klinischen Alltag etablieren wird, muss man noch abwarten.“

„Klingt ja gut“, meint Suse, „also gibt es keine Möglichkeit der Prophylaxe?“

„Doch, die gibt es schon. Man kann es mit ASS versuchen. Frauen mit hohem Risiko sollten täglich 150 mg bekommen. Wichtig ist aber, dass dies schon vor 16+0 SSW erfolgt.“

„Und wie lange macht man das?“

„Das hatte ich glaube ich schon mal erwähnt, da streiten sich die Geister“, sagen Sie. „Ich würde es bis 34+0 SSW geben.“

Suse schreibt etwas in ihr kleines Büchlein und flüstert „ASS vor 16+0 SSW bei Risiko“.

„Also, was du dir merken solltest“, fassen Sie zusammen: „Wenn die Diagnose Präeklampsie bzw. hypertensive Schwangerschaftserkrankung steht, muss die Therapie wohl überlegt sein. Die antihypertensive Therapie ist eine Kompromissentscheidung! Die Mutter wird schon von einer frühen Therapie profitieren – z.B. durch die Vermeidung zerebraler Blutungen; jedoch führt die frühe Therapie zur weiteren Reduktion der plazentaren Perfusion und kann somit eine Wachstumsrestriktion bis hin zum intrauterinen Fruchttod begünstigen. Du hast immer 2 Patienten: die Mutter und das Kind! Eine antihypertensive Therapie soll daher bei Präcklampsie erst ab reproduzierbaren Blutdruckwerten von 150–160 mmHg systolisch und/oder 100–110 mmHg diastolisch begonnen werden."

Die PJ-lerin nickt andächtig. Irgendwie haben Sie ein Déjà-vu: Haben Sie das nicht schon mal alles erklärt? Oder ist es nur der nächtliche Wahn, der Sie überkommt? Auch egal: Das kann man einfach nicht oft genug wiederholen!

Es geht weiter bei der **231**.

Eine Harnwegsinfektion kann eine mögliche Ursache für febrile Temperaturen sein. Die Frau gibt aber diesbezüglich keine Beschwerden an. Es ist in diesem Fall nicht zielführend! **470**

Sie verlieren 1 Kompetenzpunkt und gehen zurück zur **102**.

„Okay. Muss jetzt aber nicht sein, oder?" Suse grinst Sie an. **471**

„Nein, definitiv nicht. Ich schreibe das kurz in die Akte und dann geht's in die Küche zum Essen!" Akribisch dokumentieren Sie die durchgeführten Maßnahmen und das weitere Prozedere – die engmaschige Beobachtung und prophylaktische Oxytocin-Infusion.

„Kann ich die Plazenta entsorgen?" fragt Miri.

„Klar, ich brauche sie nicht mehr."

„Wir lassen Frau Gülzem noch ein bisschen im Kreißsaal. Gegen später kann sie dann auf Station."

Sie gehen in die Küche. Suse hat es sich schon auf dem Sofa bequem gemacht.

Was haben sie bestellt?

- Gyros beim Griechen ‚Die kleine Akropolis' (**65**)
- Pizza beim Italiener ‚Pinocchio' (**407**)
- einen Salat, egal wo (**552**)
- einen Hamburger mit Pommes beim ‚Food Express' (**498**)

Richtig, eine Präeklampsie kann, muss aber nicht unbedingt per Kaiserschnitt beendet werden. **472**

Wenn Sie schon 4 richtige Indikationen haben, dürfen Sie weiter zur **210** – sonst gehen Sie zurück zur **520**.

**473** Nein, der Magnesiumspiegel muss nicht kontrolliert werden. Aber es ist schon richtig: Eine intravenöse Magnesiumgabe muss überwacht werden, da erhebliche Nebenwirkungen auftreten können! Eine Kontrolle des Reflexstatus (Patellarsehnenreflex), der Atemfrequenz und der Nierenfunktion sind wichtig!

Sie verlieren 2 Kompetenzpunkte. Gehen Sie weiter zur **391**.

**474** Nein: Tokolytika sollten in der klinischen Routine nicht kombiniert werden! Zwar erhöht die Kombination von Nifedipin und Magnesium i.v. gemäß aktueller AWMF-Leitlinie „Hypertensive Schwangerschaftserkrankungen" die magnesiumbedingten Nebenwirkungen nicht, trotzdem sind Kombinationen von Tokolytika ungenügend untersucht und ihre Nebenwirkungen unabsehbar. Zudem sind in der Schwangerschaft die Pharmakokinetik und -dynamik meist unbekannt.

Sie verlieren 4 Kompetenzpunkte; gehen Sie zurück zur **406**.

**475** Ein Verdacht auf eine Hypertonie in der Schwangerschaft muss immer sehr sorgfältig behandelt werden. Es gibt bestimmte Faktoren, die eine hypertensive Schwangerschaftserkrankung begünstigen: Neben dem Antiphospholipidsyndrom und dem Zustand nach Präeklampsie sind noch ein erhöhter BMI (> 35), ein vorbestehender Diabetes mellitus, eine familiäre Belastung, eine Erstparität und ein höheres Alter (> 40) zu nennen. Frau von Braun ist eine ältere, etwas korpulentere Erstgebärende und die Schwangerschaft das Resultat einer künstlichen Befruchtung. Wenn bei so einer Anamnese von einem erhöhten Blutdruck berichtet wird, sollten alle Alarmglocken klingeln!

Sie schauen sich das CTG an und werfen einen Blick auf die von der Hebamme sorgfältig dokumentierten Blutdruckbefunde: RR 140/90 mmHg, RR 150/95 mmHg, RR 150/90 mmHg. Außerdem ist der Urinbefund dokumentiert: U-Stix: Proteine ++. Im Mutterpass waren die Blutdruckwerte im normalen Bereich.

Was wird als normaler Bereich in der Schwangerschaft angesehen?

- RR < 120/80 mmHg (**29**)
- RR < 130/85 mmHg (**549**)
- RR < 140/90 mmHg (**422**)
- RR < 150/95 mmHg (**285**)

Nein, eine antenatale Kortikosteroidgabe wird nicht intravenös durchgeführt! **476**

Sie verlieren 2 Kompetenzpunkte und gehen zurück zur **298**.

„Hallo, hier ist die Anja von Station. Sag mal, wie schaut es aus? Kannst du hochkommen, um die Zugänge zu legen?" **477**

„Mist, das muss ich ja auch noch machen", denken Sie. „Sorry, aber gerade war einiges los. Hatten eben eine VE. Die kommt demnächst auf Station", versuchen Sie auszuweichen. „Sobald ich es schaffe, komme ich hoch."

Sie legen den Hörer auf die Gabel und im selben Augenblick – „DRÖÖÖT". „Nein, bitte nicht: kein Zugang!"

Hebamme Miri geht an die Gegensprechanlage der Türklingel. „Ja bitte?"

„Essen!" Hallelujah! Es geschehen noch Zeichen und Wunder. Miri lässt den Heilsbringer rein; auf seinem Weg durch die Flure zieht das Essen einen herrlichen Duft hinter sich her.

„Jetzt schnell alles dokumentieren und dann auf zum Essen", sagen Sie zu Suse.

Weiter bei **392**.

„Guten Morgen", sagen Sie und wollen in den Übergaberaum laufen, als ein „Einen Moment mal!" ertönt. „Wer sind denn Sie?" fragt die ältere Hebamme. **478**

Sie stellen sich artig vor und erfahren dann, dass dies die Hebamme Heide ist, von der Sie schon so viel gehört haben. Sie ist die Erfahrung in Person und die gute Seele des Kreißsaals.

„Mist", denken Sie, „das war mal ein klassischer Fehlstart!"

Sie verlieren 1 Kompetenzpunkt und gehen weiter zur **83**.

„Wie ich bereits gesagt hatte, ist vermutlich die Pilzinfektion die Ursache, daher müssen wir eine antimykotische Therapie – eine Behandlung des Pilzes – durchführen. Da der Gebärmutterhals sich verkürzt hat und der Biomarker-Test positiv ist, sollten wir auch eine Lungenreifeinduktion durchführen; davon würde das Kind dann profitieren, wenn es zu früh auf die Welt käme. Zusätzlich bekommen sie noch ein Medikament, das die Wehen hemmt. Die Lungenreife dauert 2 Tage – damit sie sich darauf einstellen können." **479**

„Dann muss ich einige Tage im Krankenhaus bleiben?"

„Ja, so sieht es aus.“ Sie lächeln Frau Graf an, die nicht so recht weiß, wie sie mit der Situation umgehen soll. „Wir haben es trotz allem früh entdeckt: Jetzt behandeln wir es und wenn es stabil bleibt, lassen wir sie auch wieder nach Hause.“

„Meinen Sie? Okay, ich muss noch meinen Mann anrufen.“

„Ist kein Problem. Ich mache noch die Unterlagen fertig; die Hebammen werden sich dann um sie kümmern.“

„Vielen Dank. Ich muss noch auf die Toilette.“

„Wenn sie hier rausgehen, direkt gegenüber. Sie können dann auf dem Stuhl Platz nehmen; ich schicke die Hebamme zu ihnen.“

Frau Graf verlässt den Raum und Sie dokumentieren die Befunde und das weitere Prozedere. Sie nehmen die Akte mit in die Kreißsaal-Zentrale und geben diese der Hebamme Katrin.

Sie erläutern kurz das weitere Vorgehen: stationäre Aufnahme, ACS-Gabe („antenetal corticosteroids“, früher: Lungenreifeinduktion oder RDS-Prophylaxe [RDS = „respiratory distress syndrome“]) unter Tokolyse und eine antimykotische Therapie.

Weiter zur **73**.

**480** Sie schlagen ihr vor, dass sie es kurz „googeln“ und Ihnen anschließend berichten soll. Nach ein paar Minuten kommt sie zurück.

Weiter bei **5**.

**481** „Halloooo! Übergabe! Das ist was Wichtiges!“

Ganz schlechte Idee: Sperrzone! „Ach nein, wollte nur sagen, dass Frau Harrison nach Hause ist. Sie ruft wegen des Labors nachher noch an.“

„Danke. Und nun machen wir weiter Übergabe“, lautet es fast simultan aus mehreren Mündern, sodass Sie nicht mal lokalisieren konnten, wer Ihnen da geantwortet hat.

Sie schließen die Türe hinter sich und gehen in die Kreißsaal-Küche. Da war doch vorhin so ein Knurren. Dem müssen Sie sich jetzt erst mal widmen. Leider nichts Nahrhaftes zu sehen. Somit bleibt nur der unvermeidliche Gang zu den Lieferanten-Flyern.

Weiter zur **396**.

**482** Nachdem Sie Dr. Schmuse den FBA-Befund mitgeteilt haben, erklärt er Ihnen, dass die grünliche Farbe des Fruchtwassers durch Abgang von Mekonium entsteht. Verursacht wird dies durch eine Hyperperistaltik des Darms aufgrund eines Sauerstoffmangels und eines Anstiegs von Kohlenstoffdioxid. Die grüne Farbe ist also ein Hinweis dafür, dass eine Stresssituation vorgelegen hat und nicht zwingend ein Gradmesser für die aktuelle Situation. „Übrigens, bei ca. 10 % aller Geburten gibt's grünes Fruchtwasser", ergänzt er, bevor er auflegt.

Sie gehen daraufhin zu Frau Meier, die nicht weniger gespannt auf das Ergebnis wartet. Ihr Lächeln beim Eintreten führt umgehend zu einer Erleichterung; und Ihre herbeigesehnten Worte „Ist alles in Ordnung" tun ihr Übriges.

„Wir kontrollieren ganz normal weiter und wenn uns wieder etwas komisch vorkommen sollte, werden wir das Ganze einfach wiederholen."

Frau Meier nickt und Sie verlassen den Raum.

Sie gehen weiter zur **329**.

Die Patientin zeigt Prodromalsymptome einer drohenden Eklampsie: **483**
Eine Eklampsieprophylaxe ist somit eine sichere Option. Doch gleichzeitig sollten Sie versuchen, den Blutdruck zu senken. Aktuell liegen Werte um die 180/120 mmHg vor. Bei rezidivierenden Blutdruckwerten ≥ 150/110 mmHg ist eine antihypertensive Therapie aus mütterlicher Indikation indiziert.

Doch sollte jetzt auch eine Entbindung in die Wege geleitet werden? Die Indikation zur Entbindung ist oft eine schwierige Entscheidung. Eine Entbindung aus maternaler Sicht richtet sich nach dem maternalen Zustand. Ein konservatives Vorgehen – mit dem Ziel einer Senkung der neonatalen Morbidität und Mortalität – ist bei einem Gestationsalter < 34+0 SSW grundsätzlich möglich.

Die Notwendigkeit einer sofortigen Entbindung richtet sich nach den mütterlichen und fetalen Indikationen der schweren Präeklampsie. Laut AWMF-Leitlinie sollte eine Schwangerschaftsbeendigung „insbesondere bei assoziierter, schwerer oder therapierefraktärer Präeklampsie, disseminierter intravasaler Gerinnung, schwerer Niereninsuffizienz und Lungenödem erfolgen".

Im aktuellen Fall stehen eine antihypertensive Therapie und eine Eklampsieprophylaxe an erster Stelle. Eine Geburtseinleitung mit 32+1 SSW wäre zudem kritisch: Durch einen unreifen Zervixbefund sind die Erfolgsaussichten niedrig.

Sie verlieren 4 Kompetenzpunkte.

Weiter zur **278**.

**484** Eine Cerclage ist ein operativer Eingriff, um den Muttermund zu verschließen. Ziel dieses Eingriffs ist die Vermeidung einer vorzeitigen Öffnung des Muttermunds und der Frühgeburt. Bei einer postpartalen Blutung ist dies unsinnig.

Sie verlieren 10 Kompetenzpunkte und gehen zurück zur **37**.

**485** Klares Statement: Für eine orale Tokolyse mit Betasympathikomimetika fehlt der Effektivitätsnachweis; sie sollte deshalb nicht durchgeführt werden! Sie verlieren 3 Kompetenzpunkte.

Gehen Sie zurück zu den Optionen von **513**.

**486** In der Schwangerschaft ist eine geringe Proteinurie physiologisch. Dieser Wert würde als normal bewertet werden.

Ziehen Sie sich 2 Kompetenzpunkte ab und versuchen es noch einmal bei den Optionen von **273**.

**487** Sie erklären Suse ganz souverän, dass es sich um einen vorzeitigen Blasensprung handelt, weil die Fruchtblase vor Einsetzen der regelmäßigen Wehentätigkeit rupturiert ist. Da dies aber in diesem Fall vor 37+0 SSW stattgefunden hat, bezeichnet man ihn als „frühen vorzeitigen Blasensprung". Das ist zwar etwas akademisch, aber sinnvoll, wenn man die Definitionen kennt und jeder dasselbe meint. Sie erhalten 2 Kompetenzpunkte, wenn Sie dies sofort gewusst haben.

Sie haben den Blasensprung klinisch nachweisen können. Die Inspektion der Scheide weist keine weiteren Auffälligkeiten auf. Es gibt keinen Anhalt für eine Infektion.

Was ist Ihr nächster Schritt?

- Sie führen einen pH-Streifen ein, um so eine klinisch okkulte Infektion nachzuweisen. (**211**)
- Sie machen einen Zervix- und Vaginalabstrich. (**348**)
- Sie machen keins von beiden und beenden die klinische Untersuchung. (**512**)

**488** Nach ein paar Minuten kommt Suse mit dem fahrbaren Sonografiegerät. Zum Glück gibt es dieses seit ein paar Monaten auf Station. Früher musste man immer in die Ambulanz dackeln; da ist dies eine echte Erleichterung. Sie nehmen das Gel, bedecken damit die prall erscheinenden Brüste und fahren mit dem Schallkopf darüber. Es stellen sich große schwarze – echoleere – Lakunen dar.

- Sie beenden die Untersuchung, da es sich um einen Normalbefund handelt. (**331**)
- Sie informieren den Oberarzt, um ihm dieses Bild zu zeigen. (**266**)
- Sie punktieren eine Lakune, da es sich um einen Abszess handelt. (**75**)
- Sie erklären der Patientin, dass es sich um einen Abszess handelt und informieren den Oberarzt. (**301**)

Diese Beschreibung trifft für die letzte Phase der Austreibungsperiode zu, die auch als Pressperiode bezeichnet wird, weil es bei einem Höhenstand auf Beckenboden meist nur noch ein paar Presswehen bis zur Geburt des Kindes sind. **489**

Die erste Phase der Geburt vom Geburtsbeginn bis zur vollständigen Eröffnung des Muttermunds bezeichnet man als Eröffnungsperiode. Die sich daran anschließende Phase bis zur Geburt des Kindes ist die eigentlich gesuchte Austreibungsperiode. Die letzte Phase ist dann die Plazentarperiode, die nach der Geburt der Plazenta abgeschlossen ist.

Sie verlieren 2 Kompetenzpunkte. Gehen Sie zur **526**.

Ein Laser-Syndrom ist in diesem Zusammenhang nicht bekannt. Eine fetoskopische Laserkoagulation ist jedoch die therapeutische Option der Wahl bei dem gesuchten Syndrom. **490**

Sie verlieren 1 Kompetenzpunkt. Zurück zur **292**.

Van Nuys hat als „Score“ mit der Geburtshilfe wenig zu tun. Beim DCIS (duktalen Carcinoma in situ) gibt es den Van-Nuys-Prognose-Index (VNPI). Van Nuys ist ein Stadtteil von Los Angeles und dieser Prognoseindex wurde 1996 an der University of South California entwickelt. Er beruht auf folgenden Faktoren: Kernmalignitätsgrad, Größe des Tumors, Alter der Patientin und Abstand vom Resektionsrand. **491**

Der VNPI wird jedoch kritisch gesehen, insbesondere, weil lediglich retrospektiv erhobene Daten und nicht Ergebnisse einer prospektiv randomisierten Studie vorliegen. Deshalb wird seine Anwendung zur Prognoseeinschätzung in den aktuellen S3-Leitlinien nicht empfohlen.

Sie ziehen sich 2 Kompetenzpunkte ab. Wenn Sie schon 2 Fehlversuche hinter sich haben, lesen Sie weiter bei **226**, sonst wählen Sie aus folgenden Optionen:

- ACOG-Score (**282**)
- Misgav-Ladach-Score (**68**)
- Quintero-Score (**113**)

- Bishop-Score (**28**)
- BI-RADS-Score (**17**)

**492** Ja, der Gestationsdiabetes ist eine relative, aber keine absolute Sectio-Indikation.

Wenn Sie schon 4 richtige Indikationen haben, dürfen Sie weiter zur **210** – sonst gehen Sie zurück zur **520**.

**493** Ihre Verdachtsdiagnose einer Uterusatonie ist nicht sehr plausibel. Eine Uterusatonie ist die Hauptursache für postpartale Blutungen. Postpartal!

Sie bekommen 4 Kompetenzpunkte abgezogen. Wenn Sie noch einmal überlegen wollen, gehen Sie zurück zur **431**, sonst führen Sie bei **308** nun eine klinische Untersuchung durch.

**494** Die gesuchte Zahl ist bei diesen Zahlen nicht dabei!

Gehen Sie weiter zur **309** oder, wenn Sie es nochmals versuchen möchten, zurück zur **187**.

**495** Nein, die Therapie und die engmaschige Überwachung müssen fortgesetzt werden. Hierbei ist wichtig, dass die diastolischen Zielblutdruckwerte 80 mmHg nicht unterschreiten! Sie verlieren 5 Kompetenzpunkte.

Sie fragen nach Kopfschmerzen, Augenflimmern oder rechtsseitigen Oberbauchschmerzen – all dies wird von der Patientin verneint. Weiter bei **31**.

**496** Neben den intravenösen Möglichkeiten Partusisten und Atosiban gibt es noch das nebenwirkungsarme, kostengünstige und orale Adalat zur Wehenhemmung.

Der Wirkstoff von Adalat ist Nifedipin, ein Arzneistoff aus der Gruppe der Kalziumantagonisten. Nifedipin führt zu einer Erweiterung der glatten Muskulatur und wird hauptsächlich zur Behandlung der arteriellen Hypertonie eingesetzt. Zur Behandlung der vorzeitigen Wehentätigkeit in der Schwangerschaft ist Nifedipin in Deutschland nicht zugelassen; kann/sollte aber zur Tokolyse verwendet werden. Nifedipin blockiert den Einstrom von Kalziumionen durch die Zellmembran und die Freisetzung intrazellulären Kalziums aus dem endoplasmatischen Retikulum. Außerdem erhöht es den Kalziumausstrom aus der Zelle. Insgesamt nimmt dadurch das intrazelluläre freie Kalzium ab, was die kalziumabhängige

Phosphorylierung der Myosinkinase blockiert und so zur myometranen Relaxation führt.

In Vergleichsstudien mit Betasympathomimetika wurde die Anwendung von Nifedipin vor allem mit Hinblick auf das bessere Nebenwirkungsprofil als günstig eingestuft. Nebenwirkungen des peripheren Vasodilatators können sein: Übelkeit, Flush, Kopfschmerz und Palpitationen.

Es ist über den Off-Label-Use aufzuklären!

Hebamme Katrin bereitet die von Ihnen gewünschte Tokolyse vor.

Da meldet sich Suse zu Wort. „Da fällt mir noch was ein ... wie heißt eigentlich der Score?"

Weiter zur **519**.

**497**

Die chronische Hypertonie, die Gestationshypertonie und die Präeklampsie gehören zum Formenkreis der hypertensiven Erkrankungen und treten in 6–8 % aller Schwangerschaften auf. Früher zählte man auch die Pfropfpräeklampsie dazu. Die Auswirkungen auf die Schwangerschaft sind erheblich, denn sie tragen zu 20–25 % der perinatalen Mortalität bei und stehen an erster bis dritter Stelle der mütterlichen Todesursachen. Insbesondere die Präeklampsie ist für jeden dritten Fall schwerer geburtshilflicher Morbidität, für eine fünffach gesteigerte perinatale Mortalität und weltweit für mindestens 50 000 mütterliche Todesfälle pro Jahr verantwortlich.

Die chronische Hypertonie ist definiert als eine präkonzeptionell oder im ersten Trimenon diagnostizierte Hypertonie mit Blutdruckwerten ≥ 140/90 mmHg. Frau von Braun hatte bislang regelrechte Blutdruckwerte, sodass diese Diagnose nicht plausibel ist.

Die Gestationshypertonie ist definiert als eine nach dem ersten Trimenon auftretende Hypertonie (Blutdruckwerte ≥ 140/90 mmHg) bei einer zuvor normotensiven Schwangeren. Zusätzliche Kriterien, die eine Präeklampsie definieren, sind dabei nicht erfüllt.

Von einer Präeklampsie spricht man, wenn zusätzlich zur Blutdrucksteigerung noch Kriterien für eine Organmanifestation wie eine signifikante Proteinurie oder eine Beteiligung von Leber, hämatologischem System oder zentralem Nervensystem hinzukommen. Da bei Frau von Braun der Urinstix hinsichtlich einer Proteinurie auffällig war, liegt eine Präeklampsie am nächsten.

Eine Pfropfpräeklampsie gibt es in der überarbeiteten Leitlinie nicht mehr. Man sprach davon, wenn zur chronischen Hypertonie noch eine

Gestationsproteinurie hinzukam, heute wird ein solcher Fall auch als Präeklampsie bezeichnet.

Sie verlieren 4 Kompetenzpunkte und gehen weiter zur **103**.

**498** „Ach nee, so ein Mist!" Die Tücken des Dienstes haben Sie komplett vergessen. Der amerikanische Leckerbissen ist kalt und somit nicht mehr attraktiv. Egal, jetzt ist Verzweiflung pur angesagt. Sie stecken es in die Mikrowelle. „Ping". Gut, warm ist es auf jeden Fall – und „der Hunger treibt's runter". Doch so richtig befriedigt sind Sie nicht. Scheint irgendwie nicht das richtige Essen für einen Kreißsaal-Dienst zu sein. Sie notieren sich: kein Burger, keine Pommes im Dienst!

Weiter bei **380**.

**499** Sie schnappen sich die Akte und gehen in die Zentrale. Dort sitzen auch Barbara und Heide. Ihnen wird mitgeteilt, dass die Patientin noch 15 Minuten am CTG ist. Die „Herztöne" seien unauffällig. Sie überreichen Barbara, die für die Air-Berlin-Patientin zuständig ist, die Akte und teilen ihr mit, dass sie eine Lungenreifeinduktion unter Tokolyse durchführen soll. Daraufhin gehen Sie zur Patientin, die im Wehenraum liegt, und erklären auch ihr, was nun alles auf sie zukommt.

„Wie wird denn diese Lungenreifung durchgeführt?", will Frau Mehdorn von Ihnen wissen.

Sie erklären ihr, dass dies eine medikamentöse Therapie ist und sie etwas Kortison bekommt. Dabei denken Sie an:

- Betamethason (**298**)
- Prednisolon (**436**)
- Dexamethason (**223**)

**500** Weiter bei **187**.

**501** Doch, das sollten sie unbedingt tun! Die Indikation zu einem operativen Eingriff obliegt einem Facharzt! Genießen Sie die Möglichkeit, einen erfahrenen Kollegen hinzurufen zu können. Es geht schnell genug vorbei und dann müssen Sie alle Entscheidungen (wieder) alleine treffen.

Es werden Ihnen 25 Kompetenzpunkte abgezogen. Weiter bei **142**.

**502** Der Wirkstoff von Adalat ist Nifedipin, ein Arzneistoff aus der Gruppe der Kalziumantagonisten. Nifedipin führt zu einer Erweiterung der glatten Muskulatur und wird hauptsächlich zur Behandlung der arteriellen

Hypertonie eingesetzt. Zur Behandlung der vorzeitigen Wehentätigkeit in der Schwangerschaft ist Nifedipin in Deutschland nicht zugelassen; kann/sollte aber zur Tokolyse verwendet werden. Nifedipin blockiert den Einstrom von Kalziumionen durch die Zellmembran und die Freisetzung intrazellulären Kalziums aus dem endoplasmatischen Retikulum. Außerdem erhöht es den Kalziumausstrom aus der Zelle. Insgesamt nimmt dadurch das intrazelluläre freie Kalzium ab, was die kalziumabhängige Phosphorylierung der Myosinkinase blockiert und so zur myometranen Relaxation führt.

In Vergleichsstudien mit Betasympathomimetika wurde die Anwendung von Nifedipin vor allem mit Hinblick auf das bessere Nebenwirkungsprofil als günstig eingestuft. Nebenwirkungen des peripheren Vasodilatators können sein: Übelkeit, Flush, Kopfschmerz und Palpitationen.

Es ist über den Off-Label-Use aufzuklären!

Lesen Sie weiter bei **463**.

Wie würden Sie es nun bewerten? **503**

- normal (**99**)
- pathologisch (**255**)

Welches Medikament wäre für eine Eklampsie-Prophylaxe geeignet? **504**

- Diazepam i.v. (**533**)
- Diazepam als Suppositorium (**317**)
- Magnesium p.o. (**32**)
- Magnesium i.v. (**52**)
- Phenytoin p.o. (**360**)
- Phenytoin i.v. (**16**)

Nein, die monochoriale Geminigravidität hat eine deutlich schlechtere Prognose! Insbesondere gilt das für eine monochoriale Geminigravidität, die zusätzlich monoamnial ist. Diese seltenen monochorial-monoamnialen Geminigraviditäten sind besonders häufig von Nabelschnurkomplikationen betroffen. **505**

Sie verlieren 5 Kompetenzpunkte und gehen zur **292**.

„Elena, könntest du mir bitte ein Abstrichröhrchen holen?" **506**

„Aber natürlich, wofür brauchst du es denn?".

Sie erklären ihr, dass Sie gerne einen Abstrich vom Sekret, das aus der Mamille kommt, machen würden.

„Wieso denn das? Das ist doch nur Milch!"

Gut, das ist ein berechtigter Einwand. So langsam dämmert es Ihnen auch, dass Sie auf das falsche Pferd gesetzt haben.

Sie verlieren 5 Kompetenzpunkte und gehen zurück zur **425**.

**507** Verstärkte Wassereinlagerungen (Ödeme) allein sind ein uncharakteristisches Symptom, das nur dann von Bedeutung ist, wenn die Ödeme rasch zunehmen (z.B. Gewichtszunahme > 1 kg/Woche) oder ein ausgeprägtes Gesichtsödem besteht. In Verbindung mit einer Proteinurie kann es bei rascher Gewichtszunahme/Gesichtsödem auch ohne Hypertonie zur Eklampsie kommen.

Sie gehen zurück zur **40**.

**508** Der Wirkstoff von Adalat ist Nifedipin, ein Arzneistoff aus der Gruppe der Kalziumantagonisten. Nifedipin führt zu einer Erweiterung der glatten Muskulatur und wird hauptsächlich zur Behandlung der arteriellen Hypertonie eingesetzt. Zur Behandlung der vorzeitigen Wehentätigkeit in der Schwangerschaft ist Nifedipin in Deutschland nicht zugelassen; kann/sollte aber zur Tokolyse verwendet werden. Nifedipin blockiert den Einstrom von Kalziumionen durch die Zellmembran und die Freisetzung intrazellulären Kalziums aus dem endoplasmatischen Retikulum. Außerdem erhöht es den Kalziumausstrom aus der Zelle. Insgesamt nimmt dadurch das intrazelluläre freie Kalzium ab, was die kalziumabhängige Phosphorylierung der Myosinkinase blockiert und so zur myometranen Relaxation führt.

In Vergleichsstudien mit Betasympathomimetika wurde die Anwendung von Nifedipin vor allem mit Hinblick auf das bessere Nebenwirkungsprofil als günstig eingestuft. Nebenwirkungen des peripheren Vasodilatators können sein: Übelkeit, Flush, Kopfschmerz und Palpitationen.

Es ist über den Off-Label-Use aufzuklären!

Lesen Sie weiter bei **22**.

**509** Ein Nabelschnurvorfall ist eine lebensbedrohliche Situation für den Feten: Die Sectio caesarea ist indiziert – der Nabelschnurvorfall stellt somit eine absolute Indikation dar!

Sie verlieren 1 Kompetenzpunkt und gehen zurück zur **520**.

**510** Eine Blutgasanalyse ist in dieser Situation nicht sinnvoll. Jedoch erhält die Patientin gerade eine Eklampsie-Prophylaxe mit Magnesium. Magnesium wird hierbei intravenös – mit einer Initialdosis von 4–6 g und einer

Erhaltungsdosis von 1 g/h – appliziert. Magnesium kann intravenös verabreicht erhebliche Nebenwirkungen haben!

Die Patientin muss daher intensiv überwacht werden: Eine Kontrolle des Reflexstatus (Patellarsehnenreflex), der Atemfrequenz und der Nierenfunktion sind wichtig!

Sie verlieren 2 Kompetenzpunkte. Gehen Sie weiter zur **391**.

Eine Blutentnahme zur Feststellung des aktuellen Hämoglobinwerts und der aktuellen Gerinnungssituation ist – auch als Verlaufsparameter – wichtig. Das Blut kann beim Legen eines Venenverweilkatheters entnommen werden. **511**

Gehen Sie zurück zu den Optionen von **392**; wenn Sie bereits 5 wichtige Punkte durchgeführt haben, geht's weiter zur **182**.

Sie denken noch über Ihre letzten Entscheidungen nach. Sie wissen (jetzt), dass eine pH-Streifen-Untersuchung zum Nachweis einer Infektion bei einem Blasensprung nicht sinnvoll ist. Aber ist ein Zervix- und Vaginalabstrich nun notwendig, sinnvoll oder gar überflüssig? Erst einmal können Sie Ihre Entscheidung aber nicht mehr ändern, weil Sie die klinische Untersuchung beendet haben und jetzt mit der Sonografie beginnen. **512**

Dabei lässt sich eine verminderte Fruchtwassermenge nachweisen – passend zum Blasensprung. Die Fetometrie ergibt ein Schätzgewicht von 1900 g; die Doppler-Sonografie ist unauffällig. Sie rufen Barbara und bitten sie, ein CTG anzulegen. Sie sagen ihr, dass Sie das weitere Prozedere in die Akte eintragen werden.

Sie erklären Suse, dass ein „früher vorzeitiger Blasensprung" gar nicht so selten ist. Er kommt in etwa 2–5 % aller Schwangerschaften vor. Sie empfehlen ihr, die mittlerweile abgelaufene Leitlinie „Vorgehen beim vorzeitigen Blasensprung" der DGGG auszudrucken und durchzulesen. Ebenso die neue Leitlinie „Prävention und Therapie der Frühgeburt". Darin werden die aktuellen Empfehlungen zu diesem Themenkomplex dargestellt. Die PJ-lerin bedankt sich für diese Tipps und macht sich gleich auf dem Weg zum nächsten Computer mit Drucker.

Sie beugen sich wieder über die Akte und dokumentieren: „Prozedere:

- Geburtseinleitung wegen Gefahr eines Amnioninfektionssyndroms." (**148**)
- Lungenreifeinduktion unter Tokolyse." (**136**)
- wenn CTG unauffällig – Entlassung nach Hause. Sofortige Wiedervorstellung bei beginnender Wehentätigkeit." (**97**)

**513** Der Wirkstoff von Adalat ist Nifedipin, ein Arzneistoff aus der Gruppe der Kalziumantagonisten. Nifedipin führt zu einer Erweiterung der glatten Muskulatur und wird hauptsächlich zur Behandlung der arteriellen Hypertonie eingesetzt. Zur Behandlung der vorzeitigen Wehentätigkeit in der Schwangerschaft ist Nifedipin in Deutschland nicht zugelassen; kann/sollte aber zur Tokolyse verwendet werden. Nifedipin blockiert den Einstrom von Kalziumionen durch die Zellmembran und die Freisetzung intrazellulären Kalziums aus dem endoplasmatischen Retikulum. Außerdem erhöht es den Kalziumausstrom aus der Zelle. Insgesamt nimmt dadurch das intrazelluläre freie Kalzium ab, was die kalziumabhängige Phosphorylierung der Myosinkinase blockiert und so zur myometranen Relaxation führt.

In Vergleichsstudien mit Betasympathomimetika wurde die Anwendung von Nifedipin vor allem mit Hinblick auf das bessere Nebenwirkungsprofil als günstig eingestuft. Nebenwirkungen des peripheren Vasodilatators können sein: Übelkeit, Flush, Kopfschmerz und Palpitationen.

Es ist über den Off-Label-Use aufzuklären!

Welche zugelassenen Alternativen gibt es zur Wehenhemmung?

- Partusisten p.o. (**485**)
- Partusisten i.v. (**316**)
- Atosiban p.o. (**101**)
- Atosiban i.v. (**118**)
- Magnesium i.v. (**344**)
- Magnesium i.v. + Partusisten i.v. (**423**)
- Magnesium i.v. + Adalat p.o. (**451**)

**514** Beim Apgar-Score handelt es sich um ein Punkteschema, mit dem der klinische Zustand von Neugeborenen standardisiert bewertet werden kann. Mit diesem Score gelingt es, die Anpassung an das Leben außerhalb der Gebärmutter und die Überführung des fetalen in den neonatalen Zustand zu beschreiben.

Für was stehen die Buchstaben in Apgar oder wonach ist es benannt?

- Aussehen, Puls, Grundtonus, Atemfrequenz, Reflexe (**69**)
- Aussehen, Puls, Grimassen, Atmung, Reflexe (**311**)
- Atmung, Puls, Grimassen, Abgang von Mekonium, rotes Hautkolorit (**357**)
- Es handelt sich um eine Stadt im Bundesstaat Virginia, USA. (**465**)
- Es handelt sich um den Namen eines Krankenhauses. (**537**)
- Es handelt sich um einen Namen. (**153**)

„Das HELLP-Syndrom ist eine laborchemische Diagnose und besteht **515**
definitionsgemäß aus der Trias:

- ‚hemolysis' für Hämolyse (H)
- ‚elevated liver enzymes', also pathologisch erhöhte Leberenzyme (EL)
- ‚low platelets' gleich erniedrigte Thrombozytenzahl < 100 000/µl (LP)"

„Stimmt, ich vergesse das immer wieder."

„Das solltest du dir unbedingt merken! Das wird immer wieder gefragt", raten Sie ihr.

Sie machen sich nun zur Patientin auf. Und dann die erste gute Nachricht: Sie hat das Warten überlebt! Die zweite gute Nachricht ist die, dass Frau Harrison kein bisschen angesäuert zu sein scheint. Sie ist eine 29-jährige II-Gravida, I-Para und gebürtige Deutsche, die mit einem Engländer verheiratet ist. Ihr Mann ist ebenfalls anwesend und hat diesen typisch britischen Akzent. Sie gehen mit ihnen in den Untersuchungsraum und beginnen mit Ihrer Anamnese.

„Sie wurden heute vom ärztlichen Notdienst zu uns geschickt, damit wir ein HELLP-Syndrom ausschließen", beginnen Sie sogleich mit dem aktuellen Anlass des „Besuchs". Als nächstes fragen Sie nach dem klassischen Anzeichen eines HELLP-Syndroms.

„Haben oder hatten Sie

- Kopfschmerzen?" (**264**)
- Augenflimmern oder andere Sehstörungen?" (**548**)
- Schmerzen im rechten Oberbauch?" (**44**)
- Schmerzen im linken Oberbauch?" (**167**)
- in der letzten Zeit verstärkt Flüssigkeit eingelagert?" (**346**)

Sie informieren Ihren Oberarzt Dr. Schmuse über die aktuelle Situation **516**
im Kreißsaal: „Hallo, ich habe gerade bei Frau Meier aufgrund eines pathologischen CTG eine FBA durchgeführt. Das Ergebnis lautet: pH = 7,29."

„Okay. Und wie ist das CTG aktuell?", will er von Ihnen wissen.

„Während der FBA hat es sich spontan gebessert. Eine therapeutische FBA sozusagen", antworten Sie mit einem leichten Grinsen.

„Der Klassiker! Alles klar, dann bleiben Sie mal schön am Ball. Sie können mich jederzeit anrufen, wenn Sie unsicher sind." Er legt den Hörer auf. Sie wissen ganz genau, dass dies der Fall ist und genau deshalb sind Sie auch so froh, dass er heute Ihr Oberarzt ist. Sie gehen daraufhin zu Frau Meier, die nicht weniger gespannt auf das Ergebnis wartet. Ihr

Lächeln beim Eintreten führt umgehend zu einer Erleichterung; und Ihre herbeigesehnten Worte „Ist alles in Ordnung“ tun ihr Übriges.

„Wir kontrollieren ganz normal weiter und wenn uns wieder etwas komisch vorkommen sollte, werden wir das Ganze einfach wiederholen.“

Frau Meier nickt und Sie verlassen den Raum.

Sie gehen weiter zur **329**.

**517** Bei Augenflimmern, Doppelbildern und Kopfschmerzen kann es sich um die Vorboten einer Eklampsie handeln. Bei einer Eklampsie handelt es sich um einen im Rahmen einer Präeklampsie auftretenden tonisch-klonischen Krampfanfall, der keiner anderen Ursache zugeordnet werden kann. Man muss jedoch wachsam sein, denn nur in etwa 50 % ist diese mit einer schweren Hypertonie assoziiert. Sie kann selbst bei fehlender Hypertonie (z.B. in Verbindung mit einer Proteinurie bei rascher Gewichtszunahme [> 1 kg/Woche] oder Gesichtsödem) oder bei fehlender Proteinurie auftreten (in 14–34 % der Fälle).

Weiter bei **390**.

**518** Die Patientin mit dem frühen vorzeitigen Blasensprung hatte das rote Halstuch an und heißt Frau Mehdorn. „Das ist ja echt peinlich“, schimpfen Sie mit sich selbst. Während Ihres Praktikums hatten Sie sich noch darüber geärgert, dass viele Ärzte die Patienten nicht mit Namen kannten. „Die Hüfte“ in der 4, „der Blinddarm“ in der 3 oder auch „das Ovarialkarzinom“ in der 5 sind gängige Beispiele.

Jetzt sind Sie selbst mittendrin: Sie verlieren 1 Kompetenzpunkt. Zurück zur **376**.

**519** „Welcher Score?“ fragen Sie etwas irritiert.

„Na, da gibt es doch so einen Score ...“, stochert Suse weiter in der trüben Suppe, „um die Reife des Muttermunds zu beschreiben.“

„Ach so, jetzt weiß ich was du meinst. Also, der Score, den du meinst, der heißt

- Van-Nuys-Score.“ (**491**)
- ACOG-Score.“ (**282**)
- Misgav-Ladach-Score.“ (**68**)
- Quintero-Score.“ (**113**)
- Bishop-Score.“ (**28**)
- BI-RADS-Score.“ (**17**)

Sie erläutern dies der Patientin und zaubern ihr hierbei ein Lächeln ins 520
Gesicht: „Das ist ja wunderbar! Wissen Sie, ich würde unheimlich gerne eine natürliche Geburt haben.“

Sie versichern ihr, dass sie dabei unterstützt wird, weisen sie jedoch darauf hin, dass es nie ganz ausgeschlossen ist, dass bei auftretenden Komplikationen nicht doch ein Kaiserschnitt durchgeführt werden muss. Sie vereinbaren einen weiteren Termin zur Verlaufskontrolle und dokumentieren das Prozedere. Sie geben ihr den Mutterpass und verabschieden sie. Nachdem die Patientin das Zimmer verlassen hat und die Tür ins Schloss gefallen ist, meldet sich auch schon Suse zu Wort:

„Du hast da gerade eben was von ‚man kann, muss aber nicht‘ und von relativer Indikation erzählt “

Sie erklären ihr, dass es sog. „absolute Indikationen“ und „relative Indikationen“ für einen Kaiserschnitt gibt. Bei „absoluten Indikationen“ muss ein Kaiserschnitt durchgeführt werden; bei einer „relativen Indikation“ kann er durchgeführt werden – jedoch kann auch ein Spontanpartus in Erwägung gezogen werden. Eine solche Einteilung gab es in einer abgelaufenen Leitlinie der DGGG („Absolute und relative Indikationen zur Sectio“). Da die Thematik der Geminigravidität so bedeutend ist, gibt es hierzu eine eigene Leitlinie.

„Und was gehört neben der Geminigravidität zu den Indikationen, bei denen ich nicht zwingend einen Kaiserschnitt durchführen muss?“, will sie von Ihnen wissen.

Wählen Sie von den nachfolgenden Optionen 4 aus.

- Querlage (**218**)
- Nabelschnurvorfall (**509**)
- Beckenendlage (**459**)
- Placenta praevia totalis (**388**)
- Schräglage (**452**)
- Präeklampsie (**472**)
- Angst (**352**)
- Wunschsectio (**541**)
- Abruptio placentae (**420**)
- höhergradige Mehrlingsschwangerschaft (**442**)
- Gestationsdiabetes (**492**)
- fetale Makrosomie (**534**)

Nein, das würde für das Kind gefährlich werden. Die Therapie und die 521
engmaschige Überwachung müssen fortgesetzt werden. Hierbei ist wich-

tig, dass die diastolischen Zielblutdruckwerte 80 mmHg nicht unterschritten werden! Sie verlieren 5 Kompetenzpunkte.

Sie fragen nach Kopfschmerzen, Augenflimmern oder rechtsseitigen Oberbauchschmerzen – all dies wird von der Patientin verneint. Weiter bei **31**.

**522** Eine Empfehlung sollte sich vor allem nach der Lage des führenden Geminus richten. Des Weiteren sind mehrere Kontraindikationen auszuschließen. Bei monochorial-monoamnialer Geminigravidität ist aufgrund des hohen Risikos einer Nabelschnurproblematik – Verknotung der Nabelschnüre – ein Kaiserschnitt indiziert. Ebenso sollte bei einer Wachstumsdiskrepanz der Feten mit einem um 20 % oder 500 g leichteren führenden Feten eine Sectio caesarea favorisiert werden. Bei Querlage des führenden Feten muss ein Kaiserschnitt durchgeführt werden, während bei Beckenendlage des ersten Geminus die möglichen Komplikationen mit der Patientin gut diskutiert werden müssen. Wenn keine der genannten Kontraindikationen vorliegen, kann eine vaginale Entbindung in Betracht gezogen werden.

Gehen Sie zur **520**.

**523** Sie warten kurz, bis Suse diese Punkte in ihr Büchlein geschrieben hat: „Baseline der fetalen Herzfrequenz, die Oszillation/Bandbreite sowie die Anwesenheit von Akzelerationen und Dezelerationen“, wiederholt sie. „Neben diesen Punkten sollte man noch einen Blick auf Kindsbewegungen und die Wehentätigkeit werfen“, führen Sie Ihre Ausführungen fort. Sie gehen ein paar Schritte und nehmen ein laminiertes Stück Papier, das mit einem kleinen Magneten an der Wand befestigt ist, in die Hand (Abbildung 14). „Hier ist eine kleine Erinnerungshilfe: Das sind die FIGO-Kriterien zur Befundung eines CTG. Daran kannst du dich orientieren.“

Wenn Sie das CTG mit dieser Hilfe noch einmal befunden würden, bleiben Sie dann bei ihrer Bewertung …

- normal? Ja, dann gehen Sie zur **99**.
- normal? Nein, dann ziehen Sie sich 1 Kompetenzpunkt ab und gehen zur **341**.
- suspekt? Ja, dann gehen Sie zur **553**.
- suspekt? Nein, dann ziehen Sie sich 1 Kompetenzpunkt ab und gehen zur **503**.
- pathologisch? Ja, dann gehen Sie zur **255**.

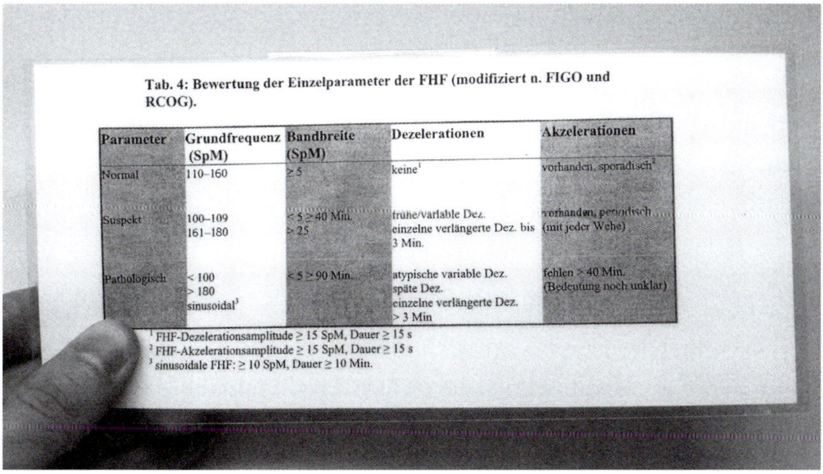

Tab. 4: Bewertung der Einzelparameter der FHF (modifiziert n. FIGO und RCOG).

| Parameter | Grundfrequenz (SpM) | Bandbreite (SpM) | Dezelerationen | Akzelerationen |
|---|---|---|---|---|
| Normal | 110–160 | ≥ 5 | keine[1] | vorhanden, sporadisch[2] |
| Suspekt | 100–109<br>161–180 | < 5 ≥ 40 Min.<br>> 25 | frühe/variable Dez.<br>einzelne verlängerte Dez. bis 3 Min. | vorhanden, periodisch (mit jeder Wehe) |
| Pathologisch | < 100<br>> 180<br>sinusoidal[3] | < 5 ≥ 90 Min. | atypische variable Dez.<br>späte Dez.<br>einzelne verlängerte Dez. > 3 Min | fehlen > 40 Min. (Bedeutung noch unklar) |

[1] FHF-Dezelerationsamplitude ≥ 15 SpM, Dauer ≥ 15 s
[2] FHF-Akzelerationsamplitude ≥ 15 SpM, Dauer ≥ 15 s
[3] sinusoidale FHF: ≥ 10 SpM, Dauer ≥ 10 Min.

**Abbildung 14:** FIGO-Kriterien zur Beurteilung eines CTG; SpM = Schläge pro Minute. (**523**)

- pathologisch? Nein, dann ziehen Sie sich 1 Kompetenzpunkt ab und gehen zur **133**.

Sie erklären Suse ganz stolz, dass diese Berechnung nach dem Heidelberger Gynäkologen Franz Naegele benannt ist. Die sog. Naegele-Regel ist eine Formel zur Errechnung des wahrscheinlichsten Geburtstermins. Hierbei wird von einer Standardzykluslänge von 28 Tagen ausgegangen. Ja, das ist doch ein Gefühl! Ein Hauch von „Wer wird Millionär?“ liegt in der Luft. **524**

„Und wenn eine Frau nun einen Zyklus hat, der nicht 28 Tage dauert?“ So eine Frage hätte auch von Günter Jauch kommen können. Und schon ist die ganze Souveränität dahin. Die Patientin erklärt dann auch noch, dass das Kind eher immer kleiner gewesen ist und der Frauenarzt sich schon Gedanken gemacht hat. Da war doch noch was, es fällt Ihnen wieder ein: Die Berechnung des Termins ist mit einem anderen Verfahren genauer.

Sie gehen zurück zur **252** und ziehen sich 2 Kompetenzpunkte ab.

Nein, der hier beschriebene Befund ist nicht typisch für eine Trichomonadenkolpitis. **525**

Zurück zur **248** – Sie verlieren 3 Kompetenzpunkte.

**526** Katrin kommt mit dem CTG-Streifen zurück. „Hier schau es dir mal an!", sagt sie und gibt Ihnen das CTG (Abbildung 15).

Das CTG ist

- unauffällig. (**323**)
- suspekt. (**345**)
- pathologisch. (**387**)

**527** Sie haben Suse gezeigt, wo sie sich die Nacht über aufhalten kann. Danach gehen Sie in Ihr Reich. Eines der ersten Dinge, die Sie gelernt haben, war: Sie schlafen nicht, Sie ruhen!

Ihr Bereitschaftsraum befindet sich in Kreißsaalnähe. Sie lassen sich auf den bequemen Stuhl fallen und versuchen, den bisherigen Dienst Revue passieren zu lassen. Einigen geburtshilflichen Krankheitsbildern sind Sie heute schon begegnet. Wenn jetzt noch was kommen sollte, darf es ruhig auch mal was „Normales" sein.

„Genau, das wollte ich doch noch nachschauen", sagen Sie vor sich hin; und nehmen das Geburtshilfe-Buch vom Regal. Sie wollten die vaginal-operativen Entbindungen nachlesen. Okay, hier steht es: „Die Vakuumextraktion ist mit einer höheren Rate nicht erfolgreich beendeter Operationen, mit Kephalhämatomen und mit retinalen Blutungen assoziiert. Bei der Forcepsentbindung sind dagegen mehr Regional- oder Allgemein-

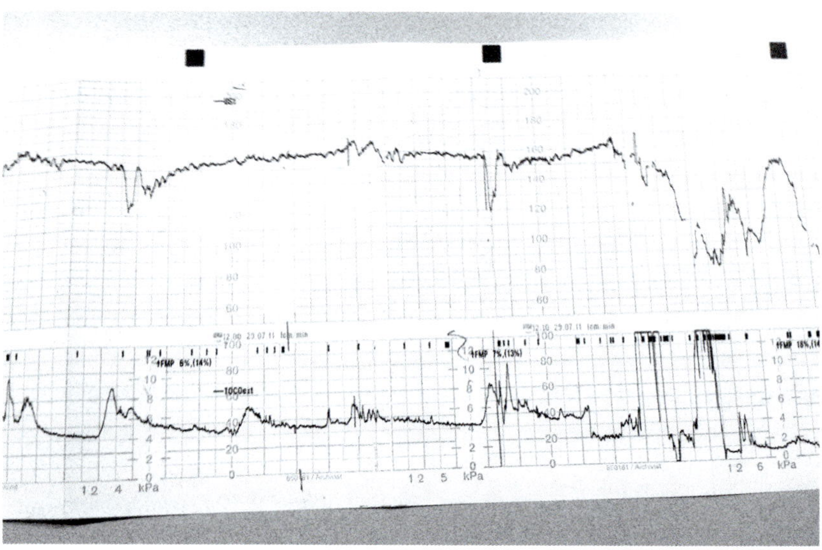

**Abbildung 15:** CTG in der Austreibungsperiode. (**526**)

anästhesien erforderlich und maternale Traumen häufiger. Heute hat sich die Vakuumextraktion weitgehend durchgesetzt. Dies hat den Nachteil, dass die notwendigen Griffe für eine evtl. doch einmal indizierte Forcepsentbindung oft nur noch theoretisch bekannt sind." Oder um es in den Worten des Professors zu sagen, der einen Medizinstudenten bei der Zangengeburt üben sieht und ihm auf die Schulter klopft: „Großartig, wenn Sie jetzt noch dem Vater die Geburtszange über den Kopf hauen, dann haben Sie die ganze Familie ausgerottet."

Weiter zur **54**.

Verstärkte Wassereinlagerungen (Ödeme) allein sind ein uncharakteristisches Symptom, das nur dann von Bedeutung ist, wenn die Ödeme rasch zunehmen (z. B. Gewichtszunahme > 1 kg/Woche) oder ein ausgeprägtes Gesichtsödem besteht. In Verbindung mit einer Proteinurie kann es bei rascher Gewichtszunahme/Gesichtsödem auch ohne Hypertonie zur Eklampsie kommen. **528**

Sie gehen zurück zur **60**.

An eine Lungenerkrankung sollte bei unklarem Fieber immer gedacht werden. Die Auskultation ergibt ein vesikuläres Atemgeräusch, einen Fokus können Sie ausschließen. Sie gehen zurück zu den Optionen von **102**. **529**

Nein, es sind etwas andere Faktoren für eine standardisierte Messung erforderlich. **530**

Sie verlieren 5 Kompetenzpunkte; zurück zur **175**.

Eine hervorragende Gelegenheit, dem Grummeln im Bauch Einhalt gebieten zu können. Die Kreißsaal-Küche ist oft eine Fundgrube von Essbaren. Meist jedoch etwas, das man außerhalb eines Dienstes nicht mal mit der Kneifzange anfassen würde. Komischerweise wird so manches nach vielen, vielen Stunden fehlender Kalorienzufuhr extrem attraktiv. So hat sich schon jeder Diensthabende – oft zu vorgerückter Stunde – dabei erwischt, sich etwas in den Mund geschoben zu haben, woran er oder sie sonst nicht mal im Entferntesten denken würde. Doch leider haben Sie gerade Pech: Nichts vorhanden! **531**

Okay, Sie kramen nach der Schachtel mit den Lieferanten-Flyern. Essen und Trinken ist wichtig und sollte nicht vernachlässigt werden! Sie bekommen daher 1 Kompetenzpunkt dazu.

Weiter zur **396**.

**532** Sie sind sichtlich beruhigt, als Sie den pH-Wert sehen. Sie wissen, dass der für die Hypoxämie-Diagnostik wesentliche Parameter des fetalen Blutes der aktuelle pH-Wert ist. Außerdem sind die maternogene Aziditätssteigerung und der physiologische Abfall des pH-Wertes im fetalen Blut in die klinischen Überlegungen miteinzubeziehen. Die zehnte Perzentile für pH-Werte des fetalen Blutes am Ende der Geburt ist am Termin 7,20. Neben der Aziditätsmessung sind für eine differenzierte Zustandsdiagnostik die pO2- und pCO2-Bestimmung und die Berechnung des „Base Excess“ (BE) sinnvoll.

- Bei einem pH-Wert ≥ 7,25 sollte die FBA bei persistierender CTG-Auffälligkeit innerhalb von 30 Minuten wiederholt werden.
- Bei pH-Werten von 7,21–7,24 sollte die FBA innerhalb von 30 Minuten wiederholt oder bei raschem pH-Abfall seit der letzten Messung die Entbindung erwogen werden.
- Eine rasche Entbindung ist insbesondere bei metabolischer Azidämie notwendig (pH ≤ 7,20, $pCO_2$ > 65 mmHg [resp. Azidämie], BE > –9,8 [metabolische Azidämie]).

Im aktuellen Fall mit einem pH von 7,29 sollte eine FBA-Wiederholung bei erneuter CTG-Auffälligkeit durchgeführt werden.

Falls Dr. Schmuse Sie wegen des grünen Fruchtwassers – weshalb Sie die Geburt beenden wollten – noch einmal sprechen wollte, gehen Sie weiter zur **482**, sonst zur **516**.

**533** Diazepam intravenös wird nicht zur Eklampsie-Prophylaxe gegeben.

Sie verlieren 4 Kompetenzpunkte. Zurück zur **504**.

**534** Die fetale Makrosomie ist eine relative Sectio-Indikation. Ab wann ein Fetus als makrosom gilt, wird kontrovers diskutiert. Generell spricht man ab einem Schätzgewicht > 4000 g von makrosom. Erschwert wird die Situation durch die ungenügende sonografische Schätzgenauigkeit mit steigendem Kindsgewicht. Ziel des Kaiserschnitts ist die Vermeidung von Schulterdystokien und den hieraus entstehenden Läsionen des Plexus brachialis.

In zahlreichen Studien konnte jedoch kein Benefit eines Kaiserschnitts bei Kindern mit einem Schätzgewicht von < 4500 g gezeigt werden, sodass erst ab 4500 g die Sectio caesarea durchgeführt werden sollte. Bei einem zusätzlichen insulinpflichtigen Diabetes mellitus oder Gestationsdiabetes sollte schon ab einem Schätzgewicht von über 4250 g darüber diskutiert werden.

Wenn Sie schon 4 richtige Indikationen haben, dürfen Sie weiter zur **210** – sonst gehen Sie zurück zur **520**.

Doch! Die Patientin erhält gerade eine Eklampsie-Prophylaxe mit Magnesium. Magnesium wird hierbei intravenös – mit einer Initialdosis von 4–6 g und einer Erhaltungsdosis von 1 g/h – appliziert. Magnesium kann, intravenös verabreicht, erhebliche Nebenwirkungen haben! Die Patientin muss daher intensiv überwacht werden: Eine Kontrolle des Reflexstatus (Patellarsehnenreflex), der Atemfrequenz und der Nierenfunktion sind wichtig! **535**

Sie verlieren 2 Kompetenzpunkte. Gehen Sie weiter zur **391**.

Nein, das ist kein Normalbefund. Ziehen Sie sich 4 Kompetenzpunkte ab. **536**

Gehen Sie zurück zur **6** und überlegen noch einmal.

Apgar im Apgar-Score ist kein Akronym, das stimmt. Es wurde jedoch nicht – wie so viele andere Scores – nach einem Krankenhaus benannt. **537**

Sie verlieren 1 Kompetenzpunkt und gehen weiter zur **153**.

Da können Sie so oft kontrollieren, wie Sie wollen. In diesem Fall kommt einfach kein anderes Ergebnis heraus. Nach der Scheitel-Steiß-Länge der Frühsonografie ist der Termin um 9 Tage diskrepant. **538**

Zurück zur **23**.

Dieses Syndrom gibt es nicht! **539**

Der Kaihahulu Beach ist eine in Hana auf Maui gelegene Attraktion. An diesem Strand gibt es roten Sand, der seinen Ursprung in erodierter Vulkanschlacke mit hohem Eisenoxidanteil hat. Ein wunderschöner Platz, den Sie irgendwann mal besuchen sollten. Der gedankliche Ausflug kostet Sie jedoch 5 Kompetenzpunkte.

Gehen Sie zurück zur **114**.

Eine Gebärmutterentfernung sollte die letzte Möglichkeit (Ultima Ratio) sein und kommt erst nach Versagen aller anderen Maßnahmen infrage. Eine Hysterektomie nach Geburt ist zudem technisch anspruchsvoll: Der Uterus ist stark vaskularisiert und die Cervix uteri nicht einfach abgrenzbar. Eine suprazervikale Hysterektomie wird daher meist bevorzugt. Aufgrund des Risikos verstärkter intraoperativer Blutungen – Perfusion der A. uterina am Termin mit ca. 500 ml/min – sollten ausreichend Erythrozytenkonzentrate und Gefrierplasma vorhanden sein. **540**

Sie verlieren 5 Kompetenzpunkte; gehen Sie zurück zur **37** und suchen sich eine neue Option aus.

**541** Zu diesem Thema äußert sich die abgelaufene Leitlinie „Absolute und relative Indikationen zur Sectio caesarea" ausführlich. Man unterscheidet grob zwischen den mehr oder minder stark medizinisch indizieren Kaiserschnitten und der Wunschsectio, der kein medizinisches Motiv zugrunde liegt. Die indizierten Kaiserschnitte lassen sich in die absoluten und relativen Sectio-Indikationen unterteilen. Die Wunschsectio, die auch „Sectio kraft Vereinbarung" oder „Gefälligkeitssectio" genannt wird, ist demnach der Fall, in dem keine medizinische Indikation ersichtlich ist. Praktische Beispiele sind beispielsweise:

- der Wunsch eines Kaiserschnitts aus beruflichen oder terminlichen Gründen, wenn die Anwesenheit des Partners, der zeitlich nicht frei verfügbar ist, gewünscht wird
- der Wunsch, die Geburt auf ein bestimmtes Datum – z.B. Tag der Jahrtausendwende, günstiges Horoskop – zu legen

Gehen Sie zurück zur **520**.

**542** Eine (Not-)Cerclage bei Wehentätigkeit und aktueller Kolpitis ist alles andere als eine gute Wahl! Das Thema Cerclage wurde und wird aufgrund seiner teilweise kontroversen Datenlage heiß diskutiert. Generell gibt es 2 Methoden, eine Cerclage durchzuführen: nach Shirodkar (1955) und McDonald (1957).

Indikationen für eine Cerclage lassen sich vereinfacht ausgedrückt auf 3 Situationen begrenzen:

- den Zustand nach früher Frühgeburt – die sog. „prophylaktische Cerclage" mit 12–14 SSW
- die sonografische Zervixverkürzung – die sog. „sonografisch indizierte Cerclage"
- die fortgeschrittene Veränderung (digital oder visuell) mit der sog. „Not-Cerclage"

Absolute Kontraindikationen sind Wehentätigkeit, Blutung, intrauterine Infektion und Blasensprung.

Zu den relativen Kontraindikationen gehören der Fruchtblasenprolaps und ein Gestationsalter > 24 SSW – dies wird kontrovers diskutiert aufgrund des Risikos eines iatrogenen Blasensprungs und der Lebensfähigkeit. Ein Hauptproblem ist der Mangel an ausreichend qualitativ guten, aktuellen Daten.

Sie verlieren 15 Kompetenzpunkte und gehen zurück zu den Optionen von **321**.

Nein, das würde für das Kind gefährlich werden. Die Therapie und die engmaschige Überwachung müssen fortgesetzt werden. Hierbei ist wichtig, dass die diastolischen Zielblutdruckwerte 80 mmHg nicht unterschreiten! Sie verlieren 5 Kompetenzpunkte. **543**

Sie fragen nach Kopfschmerzen, Augenflimmern oder rechtsseitigen Oberbauchschmerzen – all dies wird von der Patientin verneint. Weiter bei **31**.

Sie erklären der Patientin, dass aufgrund der dichorialen Situation eine prognostisch günstigere Situation vorliegt. Sie führen nun eine Ultraschalluntersuchung durch: Die Fetometrie beider Feten ist unauffällig und auch beim Schätzgewicht unterscheiden sich die Kinder nicht. **544**

Wie ist Ihre Empfehlung bezüglich des Geburtsmodus?

- Wegen der Gefahr der Nabelschnurverknotung ist ein Kaiserschnitt indiziert. (**455**)
- Ein Kaiserschnitt ist bei einer Geminigravidität generell zu empfehlen. (**20**)
- Ein Spontanpartus ist bei einer Geminigravidität generell zu empfehlen. (**365**)
- Ein Spontanpartus ist bei Schädellage des führenden Geminus möglich. (**522**)

„Jetzt kommt mal beide mit“, hören Sie Elena in diesem Ton sagen, der eigentlich keine Ablehnung duldet. Sie führt sie in die Küche und zeigt auf ein paar Tabletts. „Schaut mal her. Diese Essen sind übrig. Nehmt ein bisschen davon, damit ihr etwas gestärkt seid.“ **545**

Dann öffnet sie noch den Kühlschrank und zeigt auf weitere leckere Sachen. Was machen Sie?

- Sie bedanken sich herzlich und hauen rein, was das Zeug hält. (**383**)
- Sie lehnen dankend ab, da Sie wissen, dass Sie gleich im Kreißsaal gebraucht werden. (**364**)

Nifedipin kann zur antihypertensiven Therapie (Dauer- und Akuttherapie) in der Schwangerschaft verwendet werden. Mittel der ersten Wahl ist jedoch α-Methyldopa. Bei einer Blutdruckeinstellung ist zu beachten, dass jede initiale antihypertensive Behandlung einer schweren Präeklampsie **546** eine CTG-Überwachung erfordert, da ein ausgeprägter Blutdruckabfall mit akuter fetaler Gefährdung möglich ist. Die Patientinnen sind streng zu überwachen, wobei insbesondere engmaschige Blutdruckkontrollen erforderlich sind. Dabei sollten diastolische Zielblutdruckwerte von 90–105 mmHg nicht unterschritten werden. Zur Akuttherapie kann neben Nifedipin auch Urapidil vewendet werden.

Weiter geht's zur **504**.

**547** Nikotinabusus ist der wichtigste modifizierbare Risikofaktor bezüglich eines ungünstigen Outcomes in der Schwangerschaft. Nikotinabusus ist assoziiert mit 5 % der Säuglingssterblichkeit, 10 % der Frühgeburten und 30 % der SGA-Kinder (SGA = „small for gestational age"). Dabei erhöht nicht nur aktives, sondern auch passives Rauchen das Risiko für eine Frühgeburt, ein Geburtsgewicht < 2500 g, einen frühen vorzeitigen Blasensprung und einen intrauterinen Fruchttod. Wichtig ist hierbei: Die meisten dieser Risiken können durch Nikotinverzicht verringert werden; je früher auf das Rauchen verzichtet wird, desto größer ist der Benefit. Der Nikotinverzicht ist zu jeder Zeit in der Schwangerschaft vorteilhaft – und auch eine Verringerung der Nikotinmenge kann vorteilhaft sein.

Zurück zu den Optionen von **51**. Wenn Sie bereits 5 Risikofaktoren erkannt haben, gehen Sie weiter zur **378**.

**548** Augenflimmern oder andere Sehstörungen sollten abgefragt werden – sind aber nicht das klassische Symptom eines HELLP-Syndroms. Die Kenntnis hierüber ist ausgesprochen wichtig und muss sitzen!

Da Sie dies bereits bei Frau von Braun wissen mussten, werden Ihnen 10 Kompetenzpunkte abgezogen.

Zurück zu den Optionen von **515** – mit einem erneuten Versuch. Wenn dies bereits Ihr zweiter, dritter oder vierter Versuch sein sollte, ziehen Sie sich nicht 10, sondern nur weitere 4 Kompetenzpunkte ab.

**549** Bei einer Schwangeren werden höhere Blutdruckwerte toleriert.

Sie verlieren 5 Kompetenzpunkte und gehen zurück zur **475**.

**550** Die Patientin gibt an, dass sich die nächste Wehe anbahnt und Dr. Schmuse führt den kindlichen Kopf in der Führungslinie um die Symphyse – während Sie die Episiotomie durchführen. Gleichzeitig erfolgt ein Dammschutz. Der Kopf wird geboren und die Kiwi-Saugglocke nach Ablassen des Unterdrucks entfernt. Mit der nächsten Wehe kommt es zur

Geburt des Kindes, das prompt schreit und rosig erscheint. Das Kind wird abgenabelt und Sie nehmen den Nabelschnur-pH ab.

Des Weiteren wird das Kind anhand welchen Schemas beurteilt?

- Papgar (**261**)
- Nascar (**213**)
- Apgar (**514**)
- Pap-Smear (**105**)
- CAGE (**405**)
- anderes Schema (**165**)

Sie wissen, dass in ca. 90 % der Fälle eine klinische Diagnose des Blasensprungs möglich ist – so auch hier. Auch Suse ist beeindruckt: Sie hätte nicht gedacht, dass man das so gut sehen kann. **551**

Weiter geht's zur **47**.

Der Klassiker: das Essen wird kalt! Mit Salat können Sie da nie was falsch machen. Sie müssen nur hoffen, dass er noch nicht angemacht ist. Ja, ist er nicht – perfekt! Und Sie brauchen nicht mal die Mikrowelle – einfach aufmachen und essen. Die Lebensgeister kehren zurück! **552**

Weiter bei **380**.

Wenn man die einzelnen Punkte durchgeht, dann müsste man beispielsweise die späten Dezelerationen als pathologisch bewerten. Somit lautet die Bewertung des CTG „pathologisch". **553**

Sie verlieren 2 Kompetenzpunkte und gehen zur **255**.

# Verzeichnis ausgewählter Quellen


- AWMF-Leitlinie 015/025, S2k, Prävention und Therapie der Frühgeburt, Stand 2019
- AWMF-Leitlinie 015/018, S2k, Diagnostik und Therapie hypertensiver Schwangerschaftserkrankungen, Stand 2019
- AWMF-Leitlinie 015/063, S2k, Diagnostik und Therapie peripartaler Blutungen, Stand 2016.
- AWMF-Leitlinie 024/001, S1, Indikationen zur Einweisung von Schwangeren in Krankenhäuser der adäquaten Versorgungsstufe, Stand 2010
- AWMF-Leitlinie 015/036, S1, Anwendung des CTG während Schwangerschaft und Geburt, Stand 2013.
- AWMF-Leitlinie 015/054, S1, Absolute und relative Indikationen zur Sectio, Stand 2010.
- AWMF-Leitlinie 015/023, S1, Vaginal-operative Entbindungen, Stand 2010
- AWMF-Leitlinie 015/065, S1, Vorgehen bei Terminüberschreitung und Übertragung, Stand 2014
- AWMF-Leitlinie 087/001, S1, Empfehlungen für die strukturellen Voraussetzungen der perinatologischen Versorgung in Deutschland, Stand 2015
- Schaefer C, Spielmann H, Vetter K. Arzneiverordnung in Schwangerschaft und Stillzeit. Urban & Fischer Verlag

# Über die Autoren

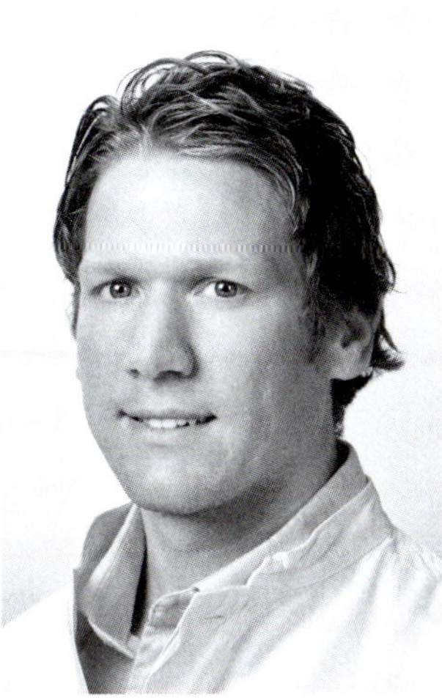

Prof. Dr. med. Sven Kehl, Jahrgang 1978. 1998–2004 Medizinstudium in Tübingen. 2005–2008 Assistenzarzt am Marienhospital in Stuttgart. 2008–2012 Assistenzarzt, Facharzt und Oberarzt für Frauenheilkunde und Geburtshilfe an der Universitätsmedizin Mannheim. Seit Dezember 2012 Oberarzt und Leiter der Geburtshilfe an der Frauenklinik des Universitätsklinikum Erlangen. 2012 Habilitation und Erteilung der Venia legendi für das Fach Frauenheilkunde und Geburtshilfe. Seit 2017 außerplanmäßiger Professor. Sven Kehl lebt in Franken.

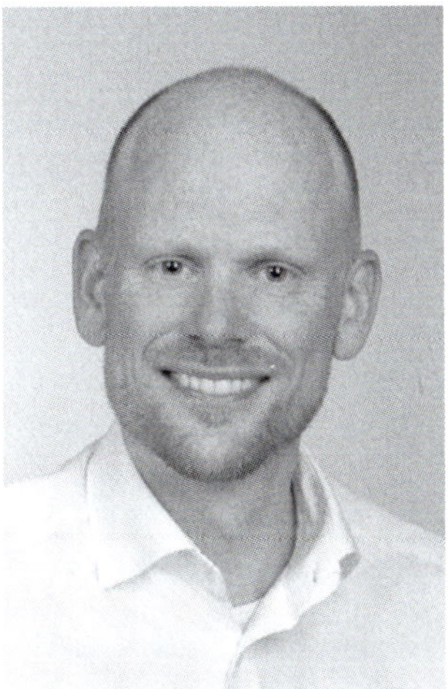

Dr. med. Daniel Schmitz-Buchholz, Jahrgang 1976, studierte Medizin, Psychologie und Angewandte Ethik in Gesundheits- und Sozialsystemen (MA) in Freiburg, Madison/WI, USA, New Orleans/LA, USA und Bridgetown, Barbados. Nach einem zweijährigen Gastspiel in der Allgemeinchirurgie arbeitete er an der Klinik für Anästhesiologie und Operative Intensivmedizin der Universitätsmedizin Mannheim und später als Chefarzt einer kleinen anästhesiologischen Abteilung. Inzwischen ist er in eigener Praxis in Freiburg niedergelassen.

# Sachwortregister

Mit den Einträgen in diesem Verzeichnis können Sie nach der Bearbeitung aller Situationen den einen oder anderen Sachverhalt nachschlagen. Auch wenn Sie die Situationen noch nicht vollständig bearbeitet haben, können Sie das Verzeichnis bereits nutzen, nehmen dann aber u. U. Entscheidungen vorweg und verhindern damit auch einen Lerneffekt.

**Symbole**



**A**



**B**